口絵１　滝井さんの部屋の磁場の測定値

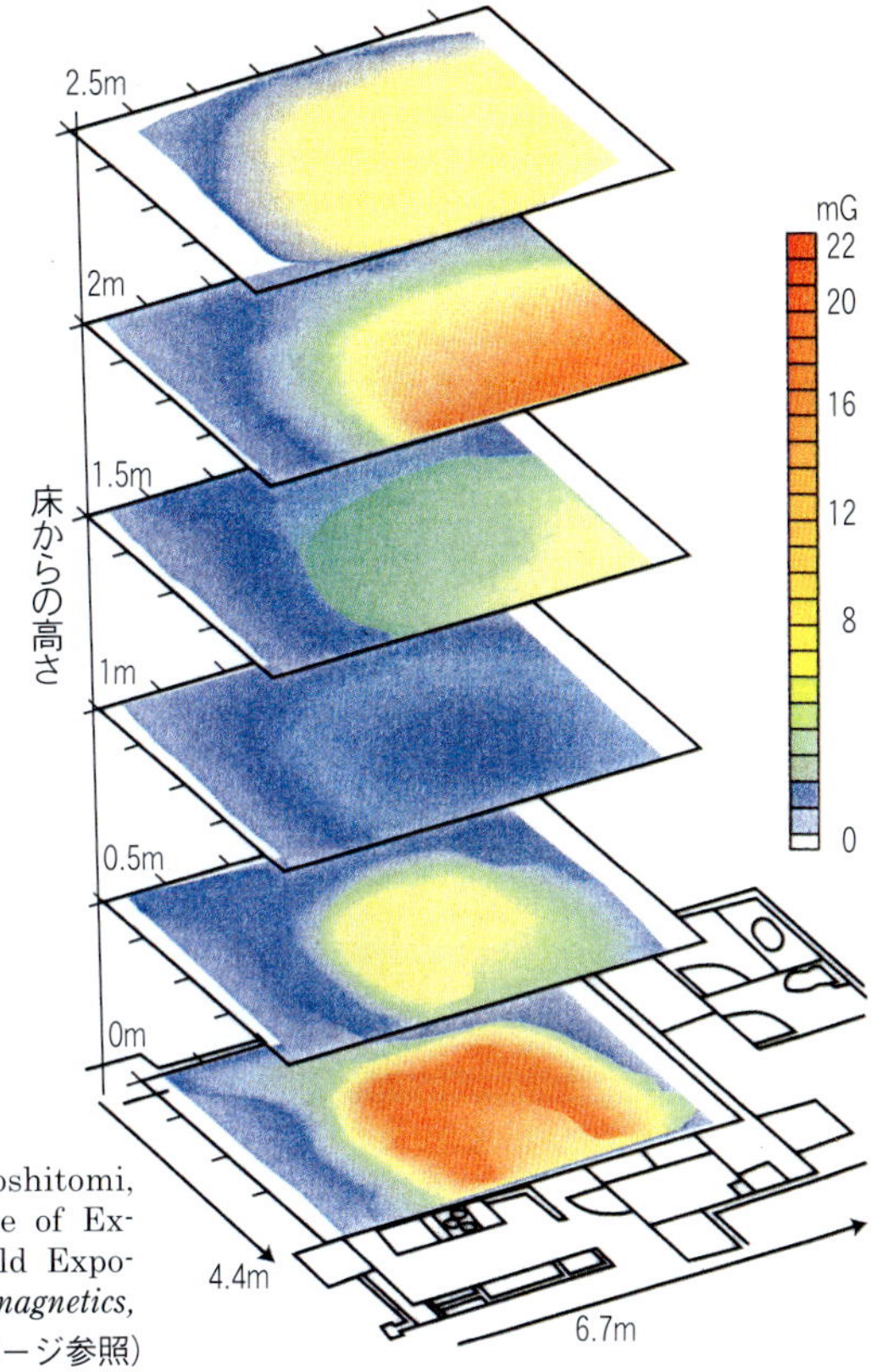

（出典）Kosei Moriyama and Kuniaki Yoshitomi, "Apartment Electrical Wiring: A Cause of Extremely Low Frequency Magnetic Field Exposure in Residential Areas", *Bioelectromagnetics,* No.26, 2005.

（９ページ参照）

口絵３　壁の反射がない場合のシミュレーション

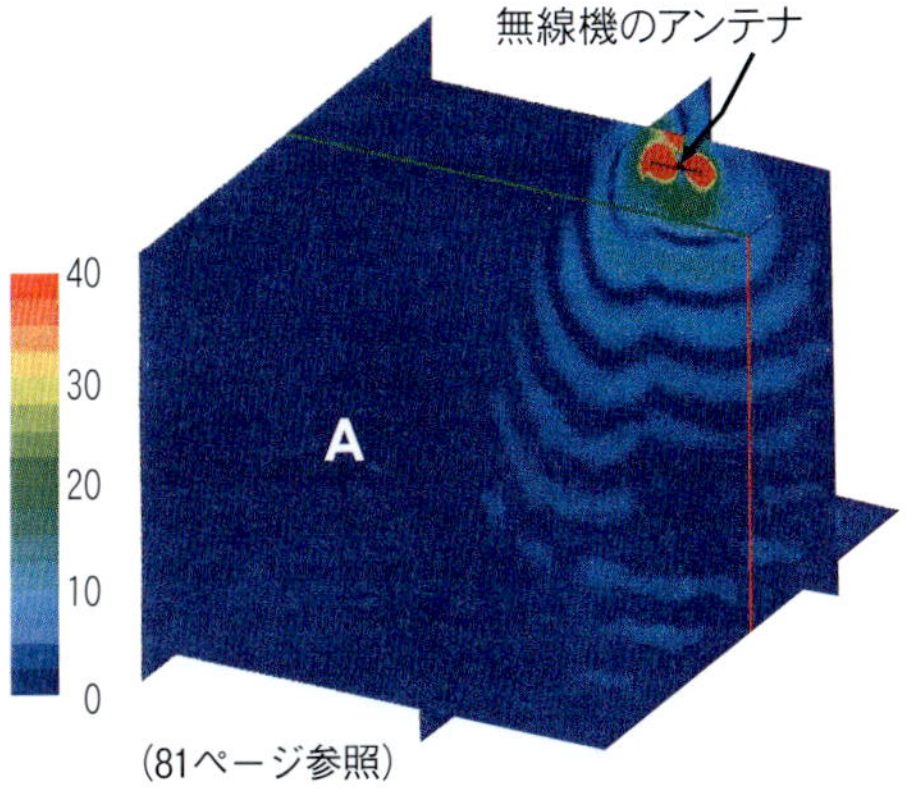

(81ページ参照)

口絵２　エレベーター内の電磁波の強さのシミュレーション

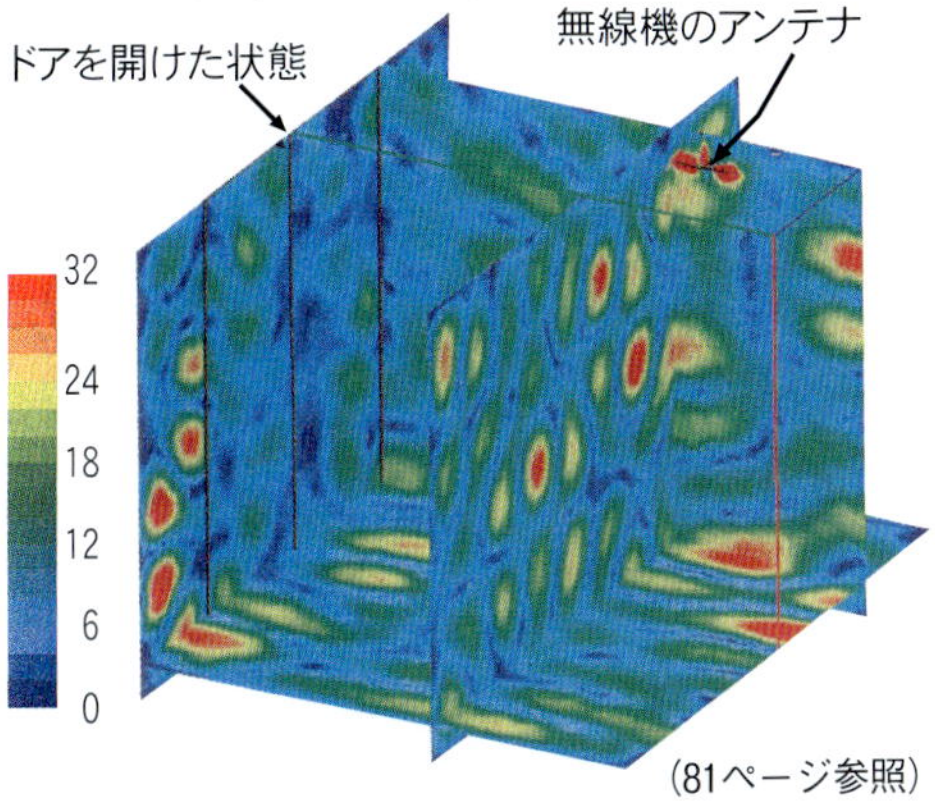

(81ページ参照)

（出典）Tsuyoshi Hondou, Takenori Ueda, et.al.,"Passive Exposure to Mobile Phones : Enhancement of Intensity by Reflection", J. Phys. Soc. Jpn., Vol.75, No.8, Aug., 2006.

シリーズ●安全な暮らしを創る
15

コモンズ

植田武智

しのびよる電磁波汚染

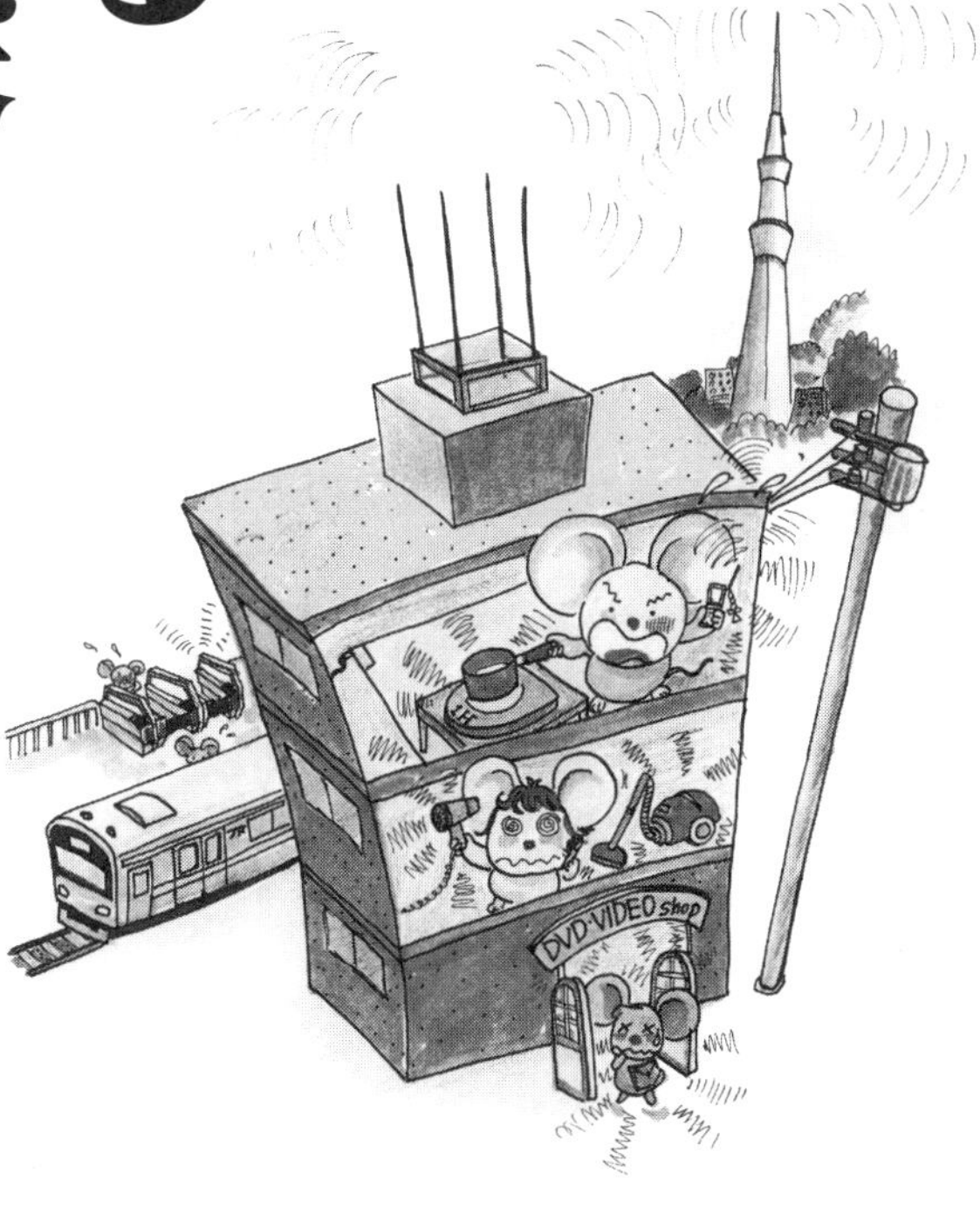

はじめに

「高圧送電線の周辺は人が住むところではない！」。イギリスでは、市民代表も参加する委員会で、高圧送電線周辺で新たな住宅建設の禁止が検討されています（第7章）。

世界保健機関（WHO）は二〇〇七年に、送電線や家電製品から出る電磁波についての最終的な報告書を公表する予定です。その原案では、科学的に一〇〇％証明されてはいない危険性にも対策をとるという予防原則が新たに採用され、注目を浴びています。今後は、どのような地域で小児白血病の発症が増える強さの電磁波が発生しているのかを調べて、率先して対応することが、各国の標準的対策になるでしょう。イギリスでは、送電線だけではなく、屋内配線や家電製品についても対策委員会を設ける方針です。

日本では、家の近くに送電線がなくても、部屋中が電磁波で充満しているケースがあることがわかってきました（第1章）。電磁波による健康への影響を受ける家庭は予想以上に多い可能性があり、身のまわりには新たな電磁波発生源がますます増えています（第3章）。ところが、行政は腰が重く、電磁波の危険性を解明する研究者は海外に比べると非常に少ないのが現状です。行政も学界も、私たち市民の不安や懸念を受け入れる構造にはなっていません（第8章）。

電磁波に限らず、安全性が確認されないまま社会に浸透していく科学技術はたくさん存在します。行政や科学者任せにしていては、危険が増える一方です。私たち市民が安全性を求める声を積極的にあげていき、予防原則を実現させていくことが必要だと思います。

しのびよる電磁波汚染●もくじ

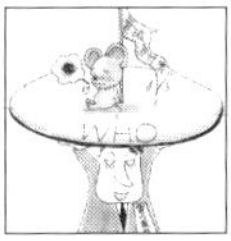

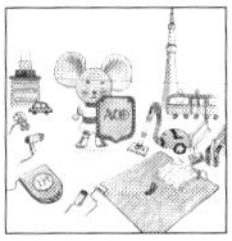

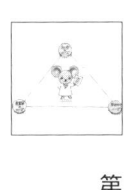

装幀・イラスト　日高真澄

◆電磁波に関係する用語と単位◆

⑴周波数と波長（くわしくは28～29ページ参照）

電磁波は、光と同じ速さ（秒速30万km）で進む。周波数とは、1秒間に変化する波の振動数。波長とは、1周期の波（1回の振動）で進む距離。周波数が高くなるほど、波長は短くなる。

周波数の単位はヘルツ（Hz）。1ヘルツは1秒間に1回の振動を意味し、波長は30万km。1キロヘルツ（kHz）＝1000ヘルツ、1メガヘルツ（MHz）＝100万ヘルツ、1ギガヘルツ（GHz）＝10億ヘルツ。

⑵電磁波の強さと単位

電磁波の強さは、電場、磁場、電力密度などで表される。

①電場

V/m（メートルあたりのボルト）。

②磁場

A/m（メートルあたりのアンペア）。ただし、通常はガウス（G）、テスラ（T）が使われる。日常的な場面では、ミリガウス（mG）、マイクロテスラ（μT）が多い。

0.8 A/m＝10 mG＝1 μT。送電線の影響で小児白血病の発症率が2倍になると指摘されている値が4 mG。

③電力密度

携帯電話の中継基地局などからの電磁波の強さは、電力密度＝1㎡の平面を通過する電力量（W/㎡）の単位を使う。1 W/㎡＝0.1 mW/㎠。

⑶比吸収率（SAR）

電場、磁場、電力密度が電磁波そのものの強さを表すのに対して、電磁波のエネルギーがどれくらい人体に吸収されるかを示す値。薬にたとえれば、電力密度は1錠の中の薬の含有量（mg/錠）、SARは何錠摂取したかにあたる。

電波など100 kHz以上の高周波の基準に採用されており、人体の組織1 kgあたりに吸収される電力の割合（W/kg）で表す。テレビやラジオの放送電波のように身体全体が電磁波を浴びる場合は、全身SAR値（0.08 W/kg）が適用される。携帯電話の普及で、身体全体の浴びる量は小さくても、頭部など身体の一部分に集中的に浴びるようになった。そこで、身体の一部分の最上限の値として、任意の組織10 gあたりの局所SAR値（2 W/kg）という基準値が決定され、携帯電話について2002年6月から施行された。

⑷とくに注意する必要のある電磁波

日常生活のなかでとくに気をつけたい電磁波は、超低周波と高周波である。

超低周波（300 Hz以下）：とくに送電線や家庭電気製品から発生する50 Hz、60 Hzの電磁波。

高周波（10 kHz～3000 GHz）：とくに携帯電話で使用されるマイクロ波（300 MHz～3000 GHz）。

また、近年IH調理器（20～60 kHz）やSuica（13.56 MHz）に代表されるICタグ、図書館・スーパーの万引防止ゲート（20～60 kHz）の普及により、これらの中間の周波数で強い電磁波にさらされる機会が増えている。

第1章

あなたの家は大丈夫？

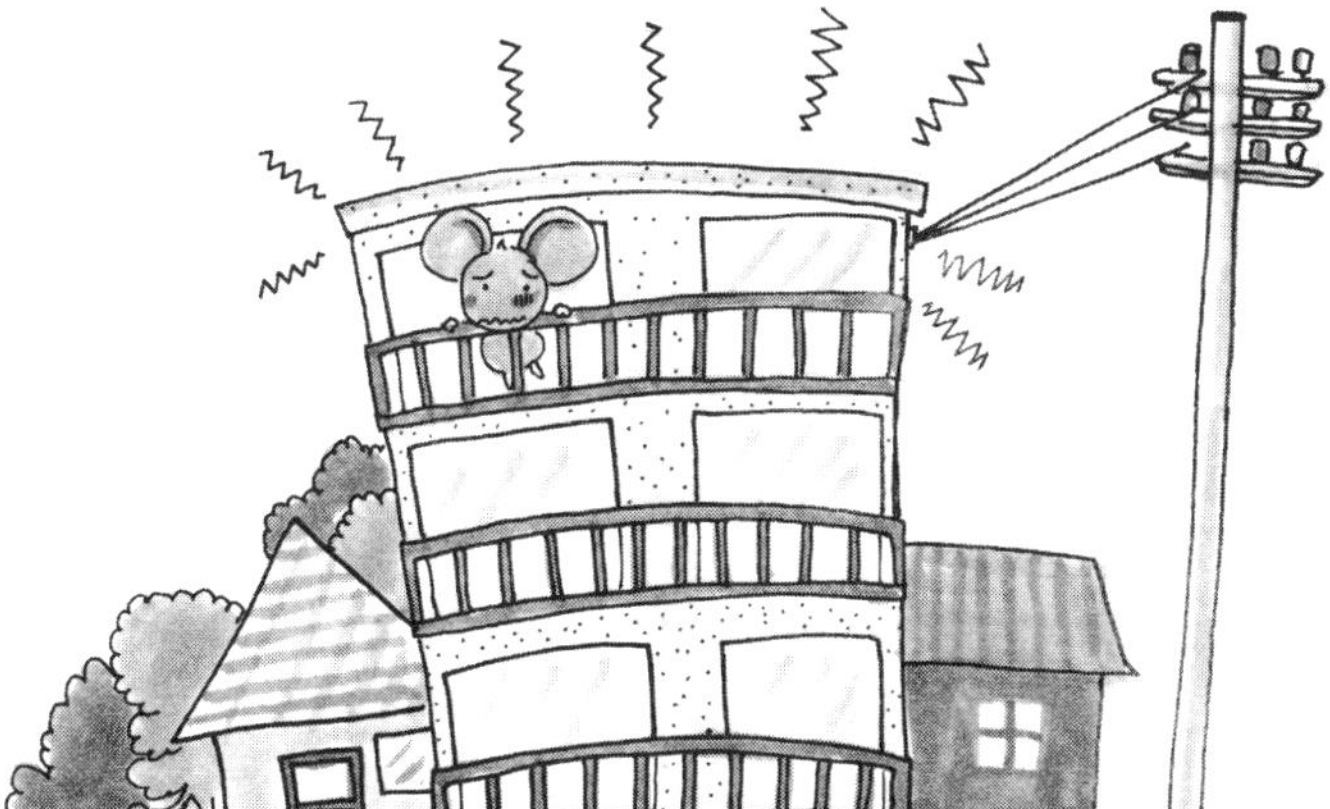

1　マンションの部屋中に原因不明の強い磁場

子どもの白血病の発症が大きく増える強さ

福岡県内のマンションの2階に住む滝井昌彦さん(仮名)は、送電線から発生する電磁場*が健康に悪いという話を聞き、自宅の電磁場を測ってみようと思い立ちました。東京出張の際に秋葉原で簡単な測定器を購入。「家のまわりには高圧送電線はないし、きっと大丈夫だろう」と思っていましたが、いざ測ってみると、床の上のいたるところが、18ミリガウスの磁場で充満していました。疫学調査**で子どもの白血病の発症が2倍以上になると指摘されている4ミリガウスの4・5倍もの磁場です。

不安になった滝井さんはどこに相談しようか思い悩んだ末、九州大学に電話。工学部の吉冨邦明《よしとみくにあき》助教授が相談を受け、マンションを訪問して厳密に測定してみました。

「最初は、何が発生源なのかまったくわからなかった」と吉冨氏は言います。

「1階の天井につけられた照明器具から発生した磁場が2階の床に影響したとしても、床の全面に18ミリガウスもの磁場が広がるはずがない」

吉冨氏は、室内(4・4m×6・7m)中の磁場を測定して分布図を作成することにしました。その結果が図1(カラー口絵も参照)です。

口絵のオレンジ色(図1では濃い部分)や黄色の部分が磁場の強い場所。床の上(0m)がもっとも強く、ちょうど四角形の形に沿って磁場の強い部分が分布していることが判明しました。

*電磁波と電磁場は基本的には同じものを指すが、本書では周波数によって使い分けている。詳しくは第2章参照。

**ある特定の物質や要素が人体に有害かどうか調べる研究方法。①危険が疑われるものにさらされた人たちと、さらされていない人たちで、病気の発生していく割合を比べる。②病気になった人たちと健康な人たちで、危険が疑われるものにさらされた量を比べる。

図1　滝井さんの部屋の磁場の測定値

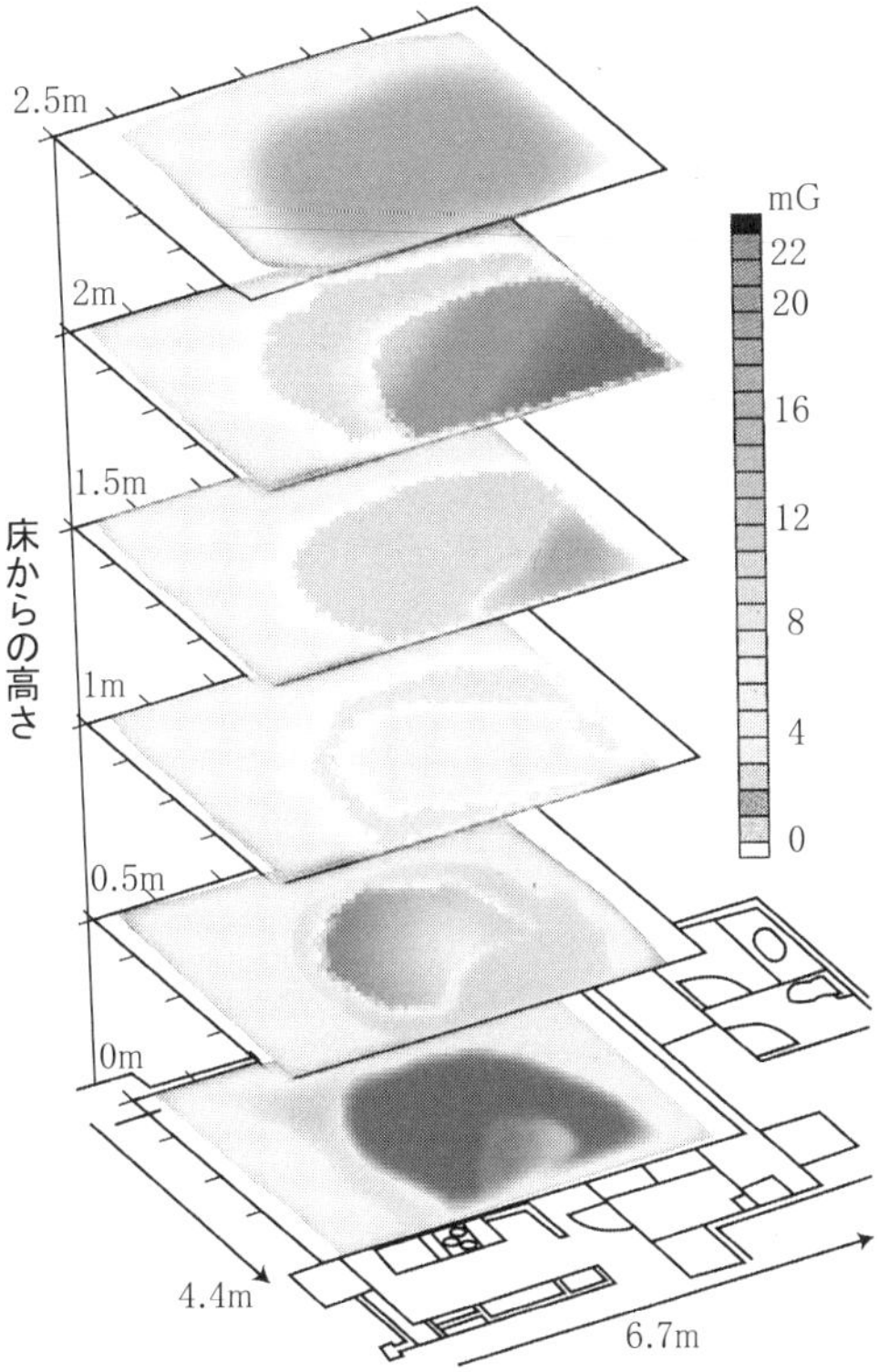

（出典）Kosei Moriyama and Kuniaki Yoshitomi, “Apartment Electrical Wiring：A Cause of Extremely Low Frequency Magnetic Field Exposure in Residential Areas”, *Bioelectromagnetics*, No.26, 2005, pp.238-241.

「床下の電気配線に沿って強い磁場が発生しているのではないか」

吉富氏は配線図を確認し、大きな欠陥があることを突き止めたのです。

原因は屋内配線

この部屋を真ん中にして上下各階の部屋の照明器具とスイッチの位置を図2（10ページ）に示しました。

間取りと配線は上下階の部屋も同じ。玄関でリビングルームの照明をつけたりリビングルームに入ってから玄関の照明を消したりできる、特殊なスイッチ盤が使われていました。その仕組みを3路スイッチ＊といいます。それぞれのスイッチ盤には4つのスイッチが付いていて、別の部屋の照明もつけたり消したりできるのです。

3路スイッチを使っていても、きちんと配線してあれば、とくに強い磁場が発生することはありません。ただし、電気配線が複雑になるため、配線のミスが起きやすくなります。どのような配線ミスがあったのでしょうか？

＊3路スイッチの仕組みについては http：//sankyoudenki.co.jp/kadenhin/SW_Ckouka/SW_Ckouka.htm

図2 滝井さんが住むマンションの照明器具とスイッチ

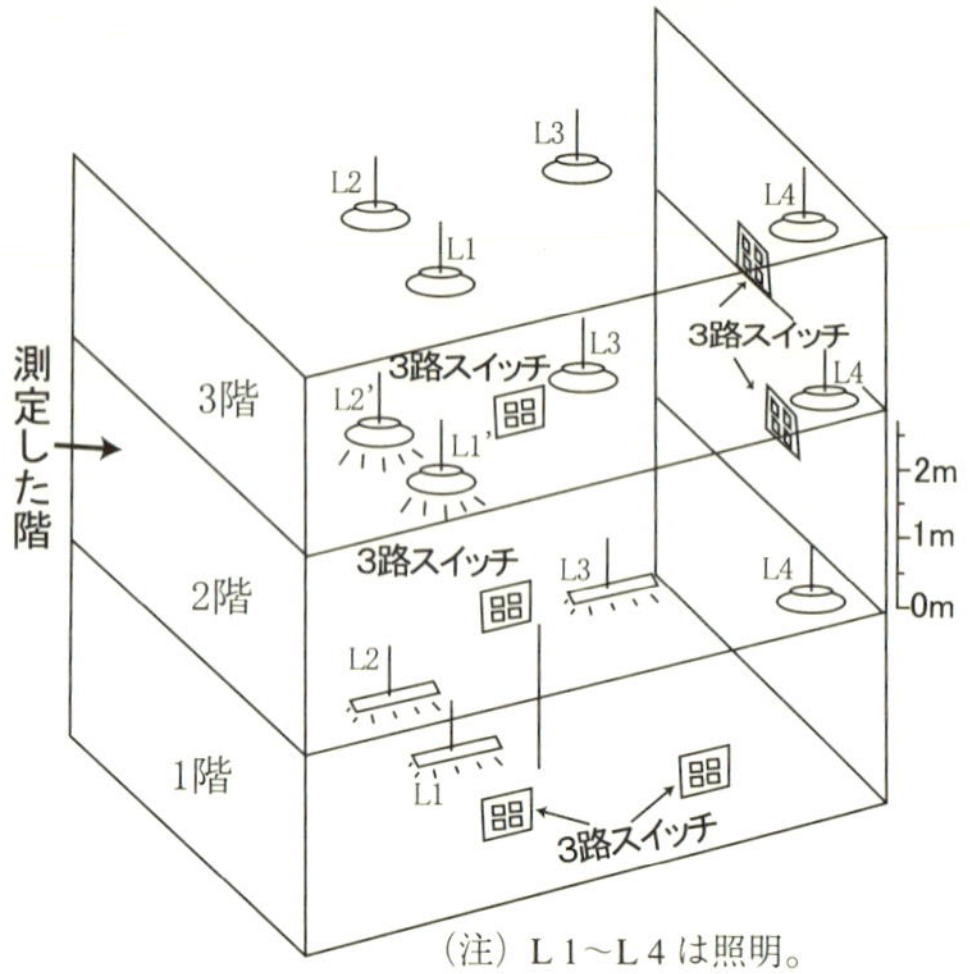

（注）L1～L4は照明。
（出典）図1に同じ（一部改変）。

2本の電線を離したことが原因だった

コンセントの差込口が2つであることからもわかるように、電気を家の中に引き込むときに必要な電線は2本です。電柱から引き込んだ2本一組の電線をいろいろな場所に配線して、そこから照明や電気製品に電力を送っています。

2本の線には常に同じ強さで逆向きの電流が流れていて、その電流から発生した磁場も向きが逆になります。2本の電線は通常一組としてくっつけて配線されるため、磁場がお互いに打ち消し合い、電線の周辺に広がる磁場は弱くなるのです。

3路スイッチを使った部屋の配線図を簡略化して、その問題点を端的に図3に表してみました。左側の現在のマンションの配線を見てください。一組で扱うべき2本の電線が、部屋の両側に離れて通っていることがわかるでしょう。こういう配線をすると、本来打ち消し合うはずの磁場がそのまま広がります。その結果、部屋の中にいる人たちは、両側の1本ずつの電線から出る強い磁場にはさまれた状態になってしまうのです。

これに対して右側の配線では、2本の電線が常に一組になって両側に通っています。この場合は、矢印のように逆向きの電流から発生する磁場が打ち消し合うため、磁場は強くなりません。

2本一組の電線を引き離した場合にどれだけ強い磁場が発生するか、誰でも簡単に調べられる方法があります。前著『危ない電磁波から身を守る

図３　３路スイッチを使った部屋の配線図

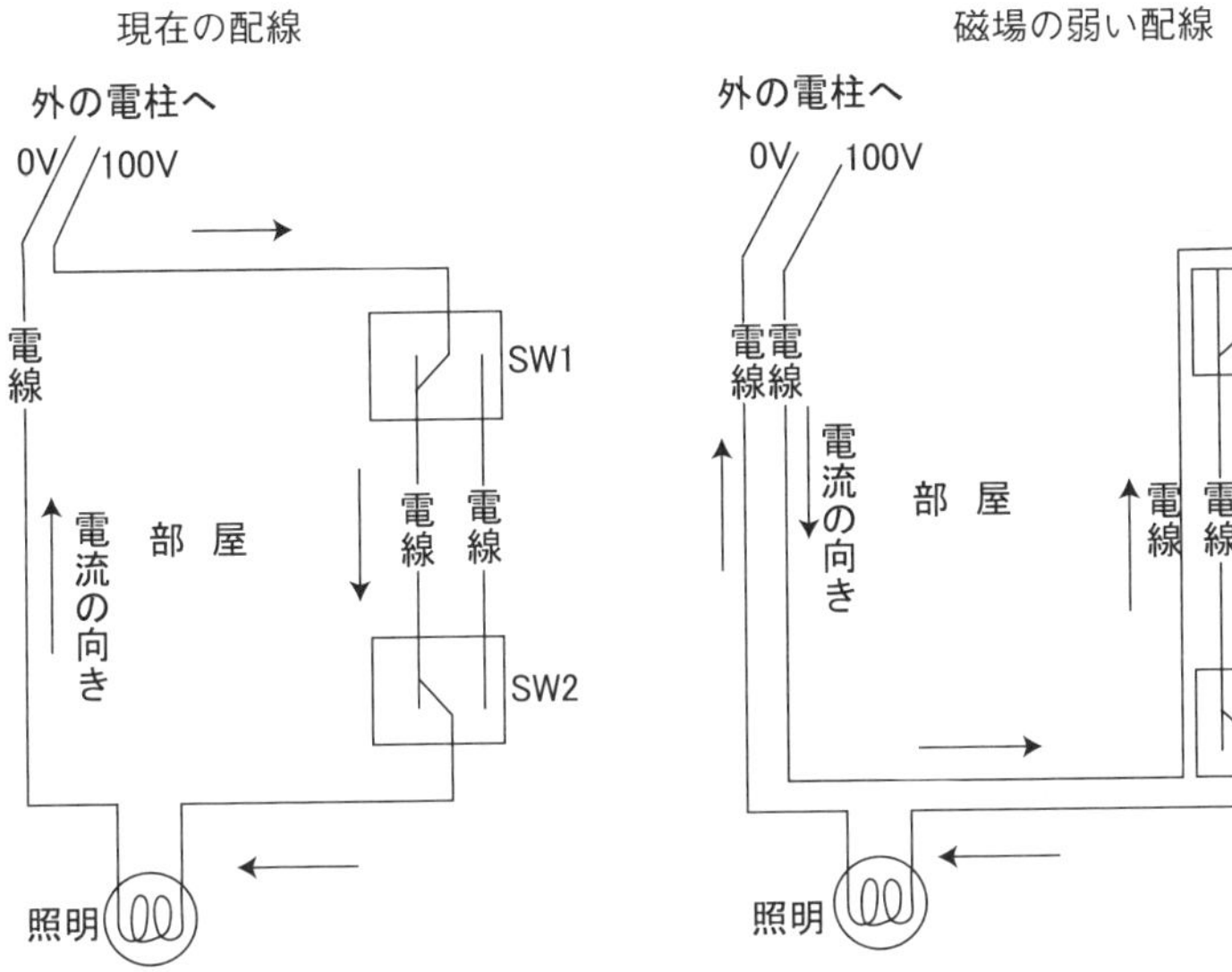

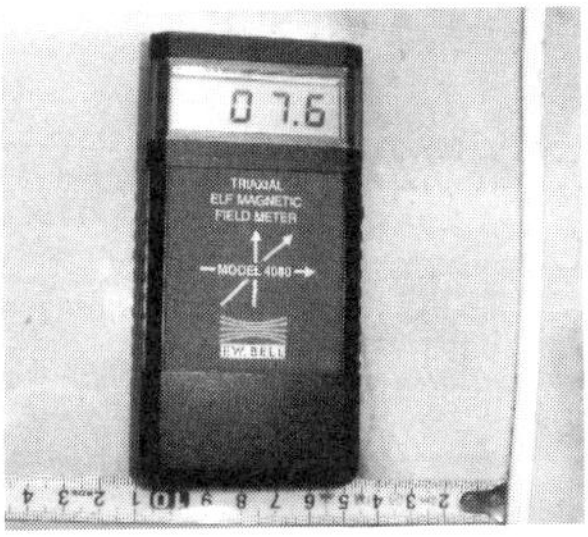

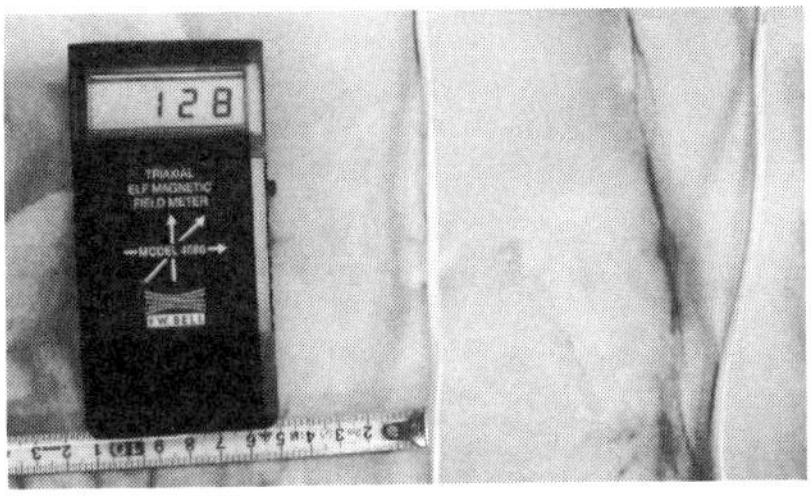

本』（コモンズ、03年）でも紹介しましたが、市販の延長コードを真ん中から裂いて、２本の電線を引き離してください。そして、１本の場合と比べてみます。

電線を家電製品につないでスイッチを入れると、電流が流れます。２本の電線がくっついている延長コードの場合の磁場は７・６ミリガウス（写真上）です。一方、電線を10㎝ぐらい引き離しただけで１２８ミリガウス（写真下）と17倍にも強くなりました。

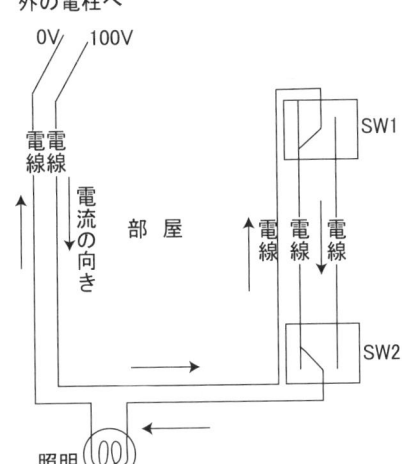

　このように床下の強い磁場は、1階の部屋の配線が原因であるため、1階に住む人が照明をつけているかぎり、磁場は発生し続けます。もちろん、配線工事をやり直して、2本の電線の磁場が打ち消し合うように配線し直せば、磁場は大幅に弱くなります。しかし、そのためには1階に住む人の了承を得なければなりません。

　このマンションでは、全256室のうち124室（48％）が滝井さんの部屋と同じ間取りと配線でした。したがって、その124室に住む他の人たちも同じように18ミリガウスの磁場を浴びている可能性が高いでしょう。

設計段階で磁場への配慮はされていない

　こうした配線が原因による強い磁場の発生は稀なケースなのか、普通のマンションでもよく起きているのか、気になるところです。吉富氏は「実態は調べられていない」としたうえで、こう指摘しています。

「設計で配線図を引く際に、電磁場の危険性はまったく考慮されていない。だから、磁場の発生を抑える配慮などまったくなされない。あえて言えば、高級マンションのように電化が進んで混み入った配線をするほど、このようなミスが起こる可能性は高いといえる。また、配線図が正しく引けていたとしても、配線工事の際に業者が配線図どおりにつなげているとは限らないという問題もある。とりあえず電気がつけばいいと、手抜きの配線をしているケースもあるのではないか」

　あなたの住んでいるマンションでも、思わぬ強い磁場が発生しているかもしれません。

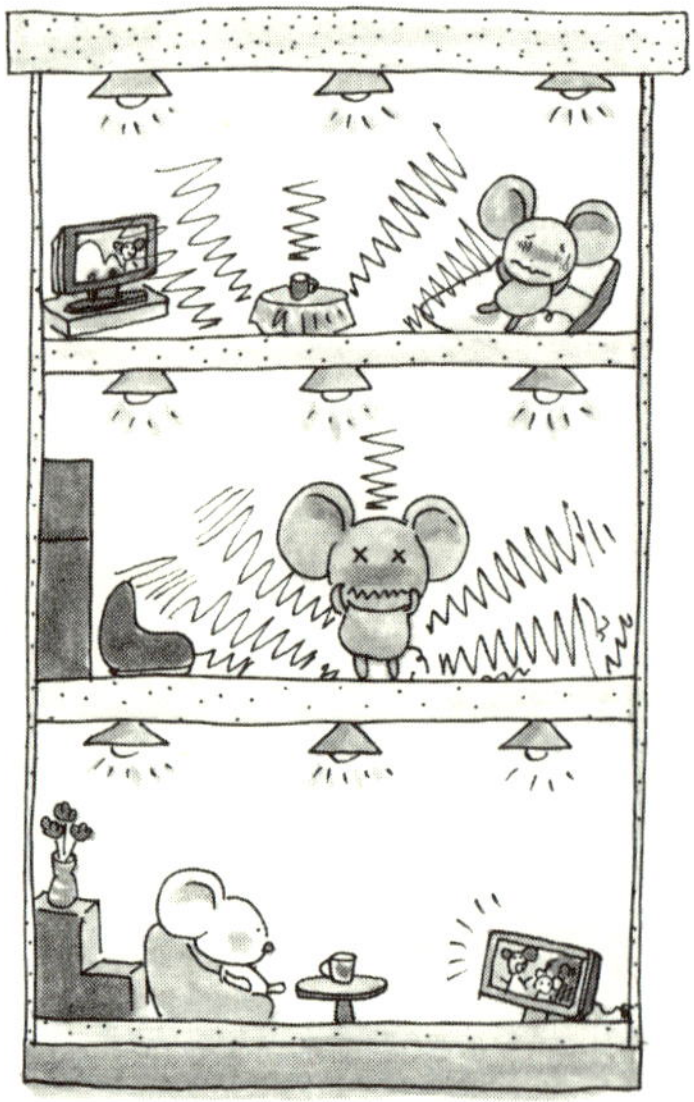

２　古い団地の角部屋に磁場が充満

吉富氏は、家の中が強い磁場でさらされるもうひとつの例も紹介しています。ご本人が住む公務員団地のケースです。69年に建てられました。

引き込み線からの磁場が部屋へ浸透

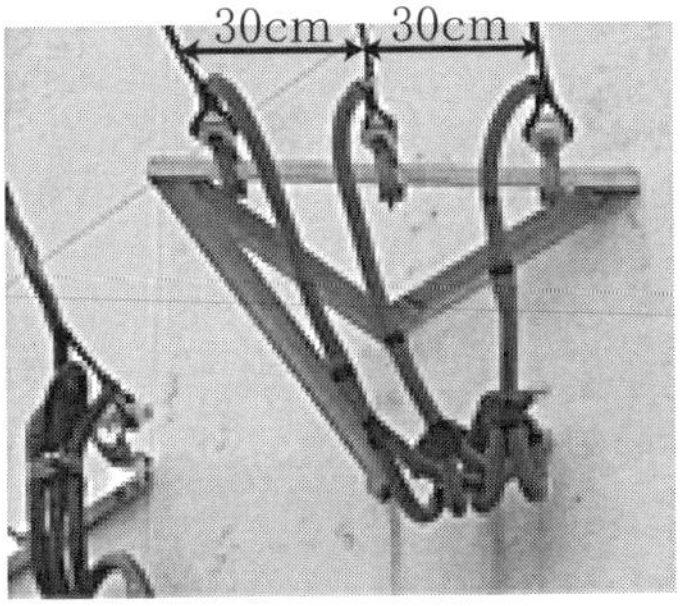

磁場の強い引き込み線

上の写真が、その団地の側面の外壁に設置してあった電柱の配電線からの電力の引き込み線。電柱の配電線は３本セットになっています。真ん中の線はニュートラルといって電圧がゼロで、両端の線にそれぞれ１００ボルトの電圧がかかっています。それを団地へ引き込む際にも、10ページで説明したとおり、各線の間隔をできるだけ狭めることが磁場低減のために重要です。

この団地の場合、３本の引き込み線が平行に配置されていて、30㎝の間隔が開いています。この引き込み線がある壁側の角部屋（２階）の磁場の分布を調べたのが図４（14ページ）です。部屋の壁の部分で70ミリガウス。子どもの白血病の発症が２倍以上になると指摘されている４ミリガウス以上の範囲が、壁から２・５ｍも離れた地点まで広がっていました。

図4　引き込み線のある壁側の角部屋の磁場の分布

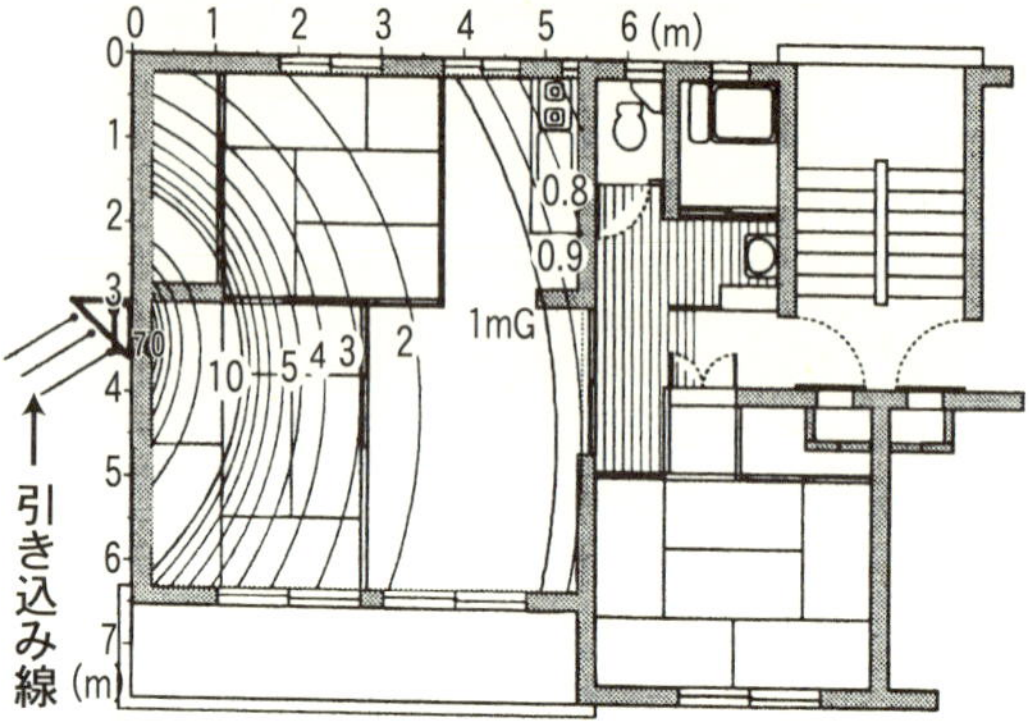

（注）図中の部屋の数字の単位はすべて mG。
（出典）吉冨邦明「居住環境の商用周波数磁界の測定と低減対策」『電子情報通信学会論文誌』85巻B4号、2002年4月、538〜546ページ。

電線の改良で磁場は大幅低減

下の写真は磁場低減を考慮した引き込み線です。団地の上層階と下層階に2回線の配線を引き込み、それぞれの回線の3本線は三つ編みにしてあります。そのため、それぞれの電流から発生する磁場は打ち消し合い、大幅に弱くなるのです。

このような対策を行った後の磁場の分布を計算したのが図5。壁の部分は図4の7分の1の10ミリガウスで、数cm離れただけで4ミリガウス以下になっています。

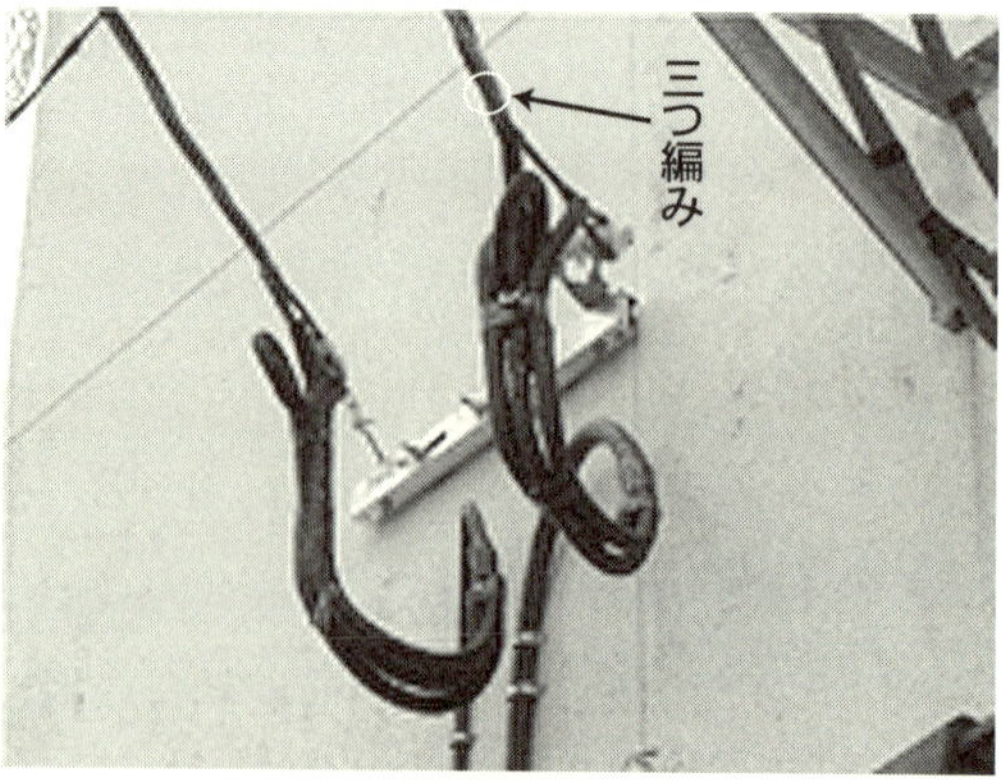

磁場を弱くする引き込み線

図5　弱くする対策をとった後の磁場の分布

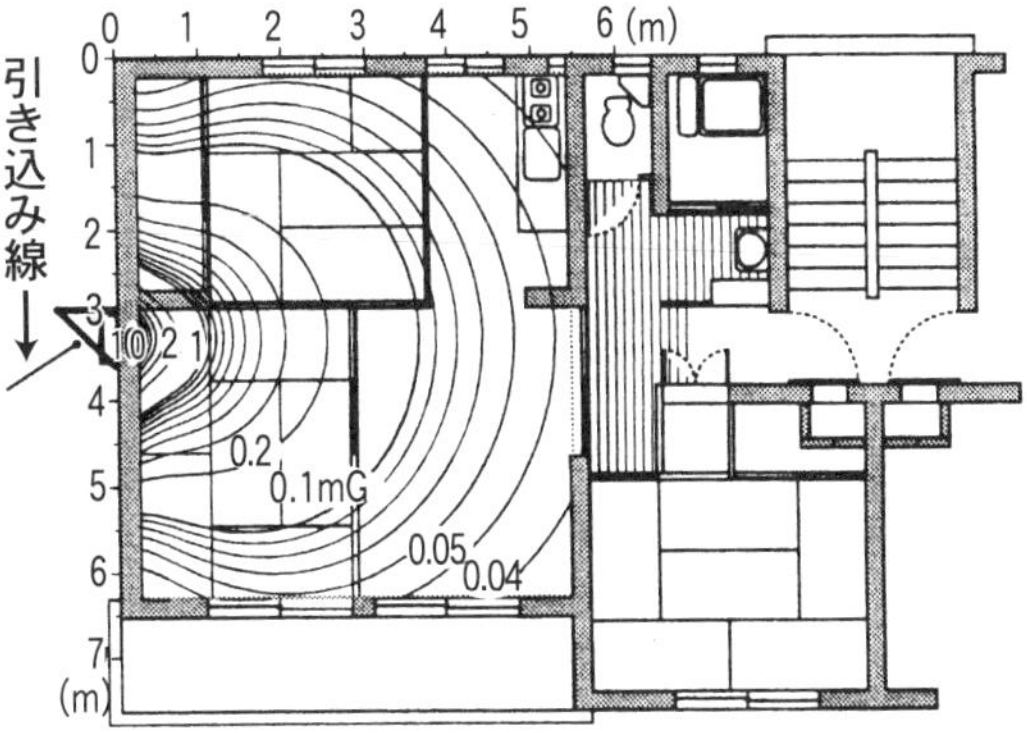

（注）図中の部屋の数字の単位はすべてmG。
（出典）図4に同じ。

団地やマンションはリスクが大きい

磁場が強くなる引き込み線は、70年ごろまで多く使われていました。したがって、それ以降に建てられた団地の磁場は低い可能性が高いといえます。しかし、それ以前に建てられた古い団地では、当時の引き込み線がそのまま使われているケースもあるそうです。

外に出ている引き込み線の場合は屋内配線と違って、外から見て判断できます。この公務員団地では、吉富氏がこうした問題についての論文を発表した02年に前後して、すべて磁場が弱くなるタイプに変更する工事が行われました。

ところが、その隣にある団地には、昔のままの状態の引き込み線が残されています。そこは、独立行政法人都市再生機構*が高齢者向け優良賃貸住宅として提供している団地です。お年寄りなら多少は強い磁場を浴びてもかまわないだろうと言わんばかりの姿勢です。

団地やマンションの場合、数十世帯の電力を一カ所から引き込みます。そのため、引き込み線には大きな電流が流れ、発生する磁場も強くなる可能性が高いのです。結果、引き込み線や配電盤のある側の角部屋だけが集中的に強い磁場にさらされることになります。

＊以前の日本住宅公団などが合併して04年に設立された。

3 送電線・配電線の磁場も問題

地中化されていないから影響が強い

家の中が強い磁場でさらされてしまう要因には、そのほかどんなものがあるのでしょうか？

イギリスの健康保護庁が小児白血病の疫学調査を行った際、磁場が強かった住宅を対象に発生源を調査しています。その結果、2ミリガウス以上の磁場の発生源で一番多かったのは屋内配線で31%、高圧送電線は20%でした（図6）。

一般に超低周波の電磁場の発生源としてもっとも問題にされているのは、送電線・配電線です。なぜ、イギリスでは送・配電線の占める割合が意外に小さいのでしょうか？

それは、イギリスの場合、住宅周辺では配電線の85%が地中ケーブルとして埋設されているからです。地中化の際には、送電線は三つ編みにしてケーブル化されるので、お互いの磁場が打ち消し

図6　2ミリガウス以上の住宅の磁場発生源

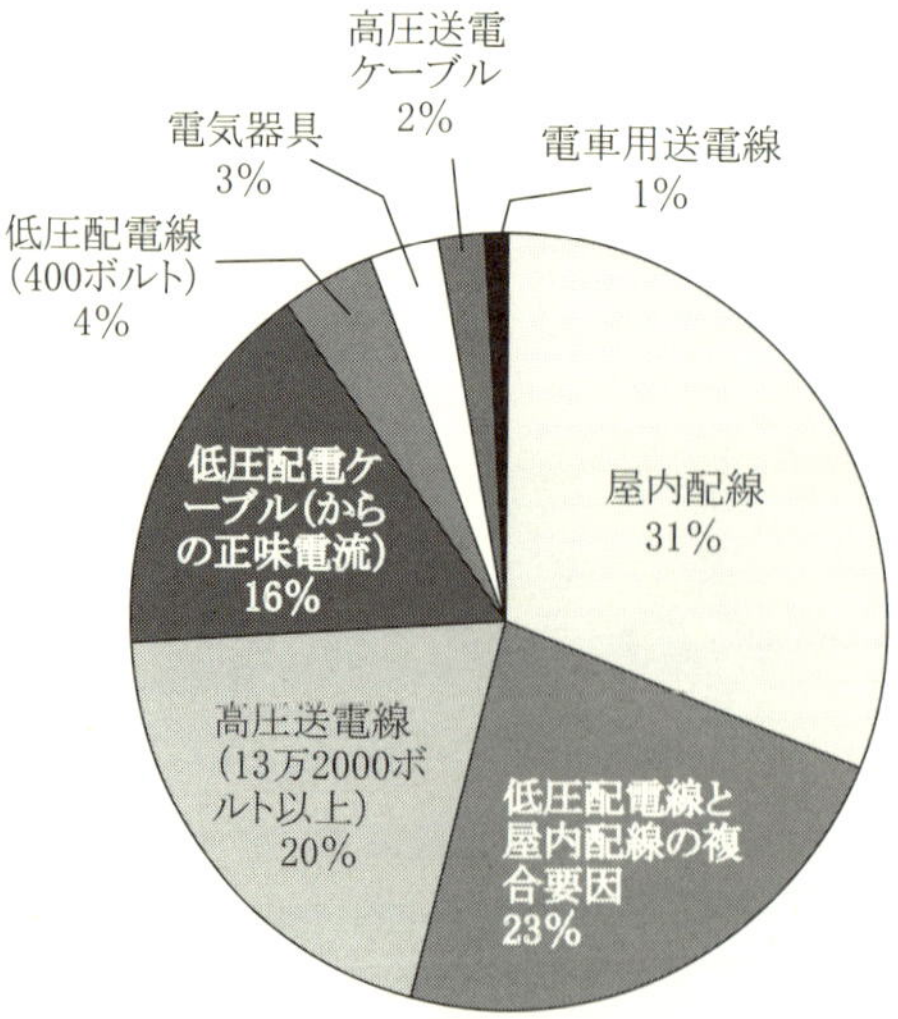

（出典）"Investigation and Identification of sources of residential magnetic field exposures in the United Kingdom childhood cancer study", Health Protection Agency, Aug., 2005.

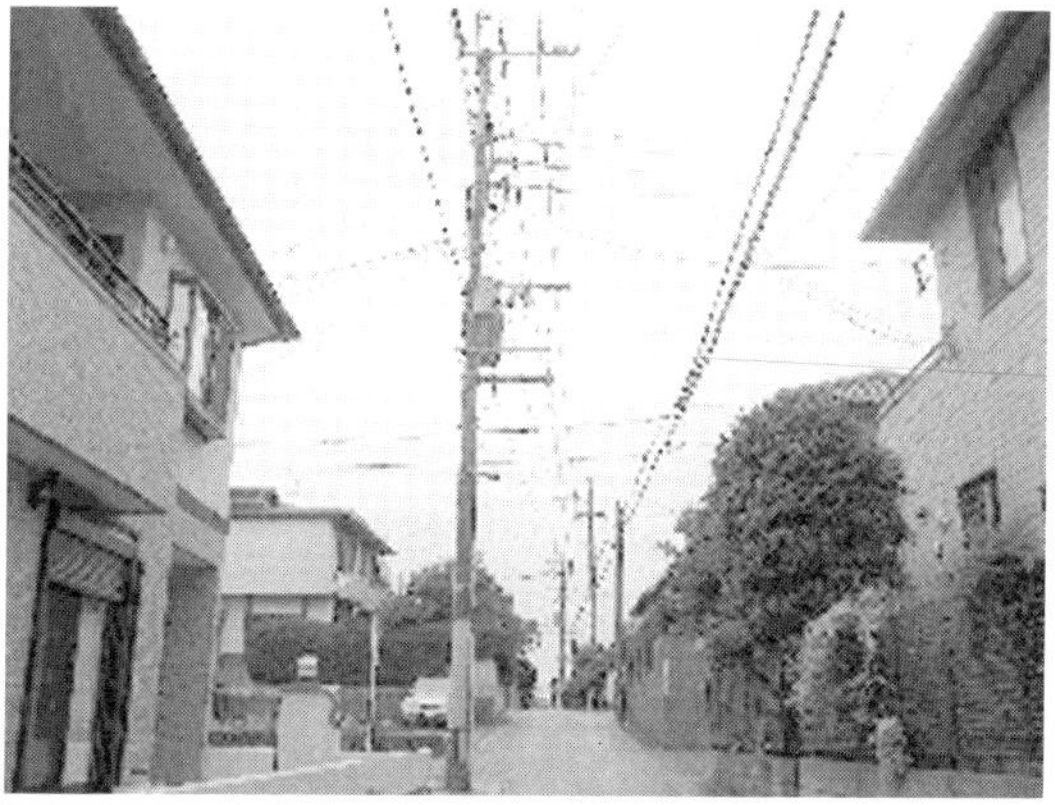

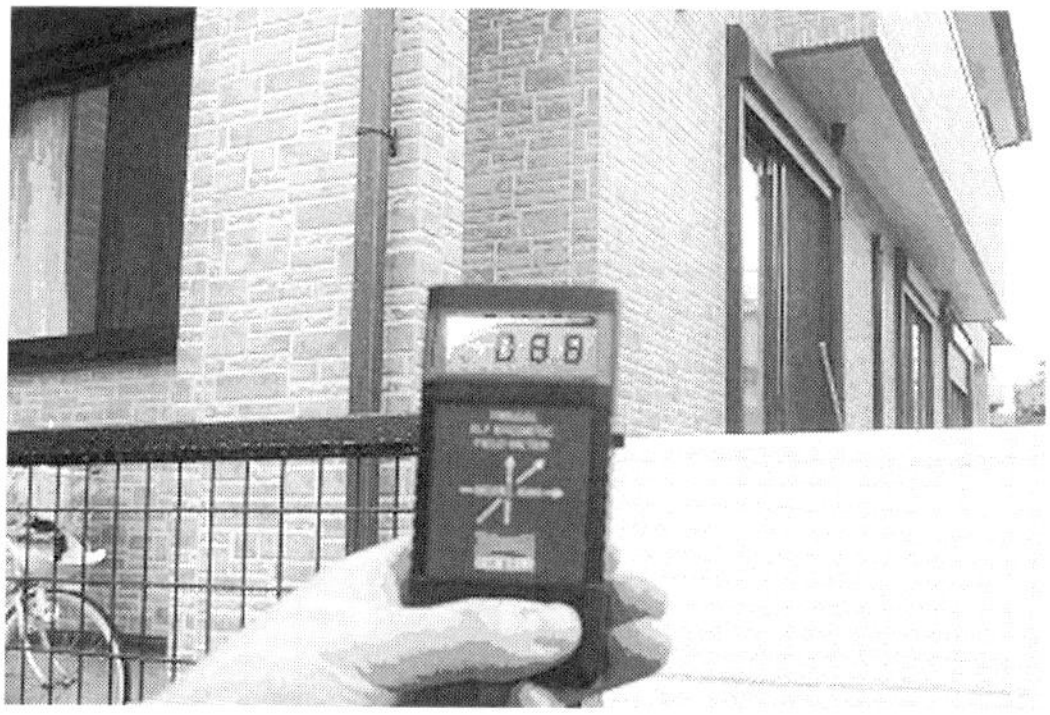

合い、外部への影響は非常に弱くなります。

一方、日本では、送電線・配電線が地中化されているのは都心部などごくわずか。ほとんどの住宅やビルの周辺には電柱が立っていて、6600ボルトの高圧配電線が走り、そこから変圧装置を使って100ボルトか200ボルトに電圧を下げて家庭に引き込んでいます。したがって、日本はイギリスに比べると、送・配電線による磁場の影響を受けている家庭はかなり多いはずです。

見た目は同じでも磁場の強さは10倍

電柱に架設されている配電線は、どれも同じように見えますが、そこから発生する磁場には大きな差があります。配電線からの磁場の強さは、そこを流れる電流に比例して大きくなるからです。したがって、一見、同じように見える配電線でも、どれくらい多くの家庭や事務所に電力を送っているかによって、磁場の強さが変化します。

右上の写真は、福岡市内のごく普通の住宅地です。しかし、なぜかこの道路沿いの配電線からは強い磁場が発生しています。道路沿いの住宅の横では8・8ミリガウスもありました。一方この道路を少しはずれると数値はケタ違いに小さくなります。同じように見える配電線の周辺の多くで、0・8ミリガウス以下でした。つまり見た目が同じ配電線でも、周辺の住宅の磁場に10倍程度の差が出ているのです。

このように、自分の家がどれくらいの磁場にさらされているかは、配電線からの距離だけでは判断できません。正確なことを知ろうと思えば、測定してみる必要があります。

磁場対策と認めない電力会社

神奈川県平塚市に住む吉村美香さん（仮名）は、家の増改築に際して、家の前の道路を走る配電線からの磁場が強いことに気づきました。05年暮れに東京電力に測ってもらったところ4・9ミリガウス。近くにマンション、県営住宅、海上自衛隊の家族宿舎などの集合住宅が多いため、配電線を流れる電流が強くなるのが原因だと言われました。

東京電力の最初の担当者は「弱くはできる。ただし、東電のお金ではやれない。個人負担になる」と答えましたが、後から上司が来て、言ったそうです。

「弱くはできない。自分の勘では、線を三つ編みにしても磁場が下がるとは思えない」

ところが、彼は磁場の単位であるテスラをテスと何度も言い間違えるなど、電磁波についてあまりわかっていない様子です。

納得のいかない吉村さんは、平塚市にある古河電工環境・エネルギー研究所に電話で相談すると、こう説明されました。

「磁場の強さは電線からの距離と電線同士の間隔で変化する。だから、電線は編んだものを使えば、磁場は減る」

吉村さんは何度か流産をし、両親はガンで亡くなっています。引越しも考えましたが、現在の家は両親から受け継いだ自分には大切な場所。両親が植えた柿、藤、ゆず、桃、レモン、もくれんなどとも別れたくないという思いが強くあります。

その後、東京電力は老朽化を理由に電柱を建て替えました。しかし、三つ編み工事には応じず、電柱を1・7m高くしただけ。しかも、工事に際して口止めをしてきました。

「これは磁場対策ではない。電柱が老朽化していたので変えただけ。ほかの人たちに話をしたら工事できなくなるかもしれない」

訪ねてみると、吉村さんの家の前の3本の電柱だけが付近の電柱よりもちょっと高くなっていて、不思議な光景です。電線と離れるほど磁場は弱くなりますが、1・7mではあまり効果がありませんでした。年末年始や夏休みなど電力をたくさん消費する季節には、通常の4倍以上の値になるときもあるそうです。

目の前の電線からパソコンがゆがむほどの磁場

東京都新宿区にあるビルの4階の磁場を測定してみました。下の写真のように、窓のすぐ目の前を6600ボルトの配電線が走っています。部屋の壁を測ると、13・5ミリガウスと6・2ミリガウス。季節や時間帯によっては、最大20ミリガウスを超えました。20ミリガウスにもなると、人体への影響に加えて、電気製品への影響も出る可能性が高いと吉富氏は指摘しています。

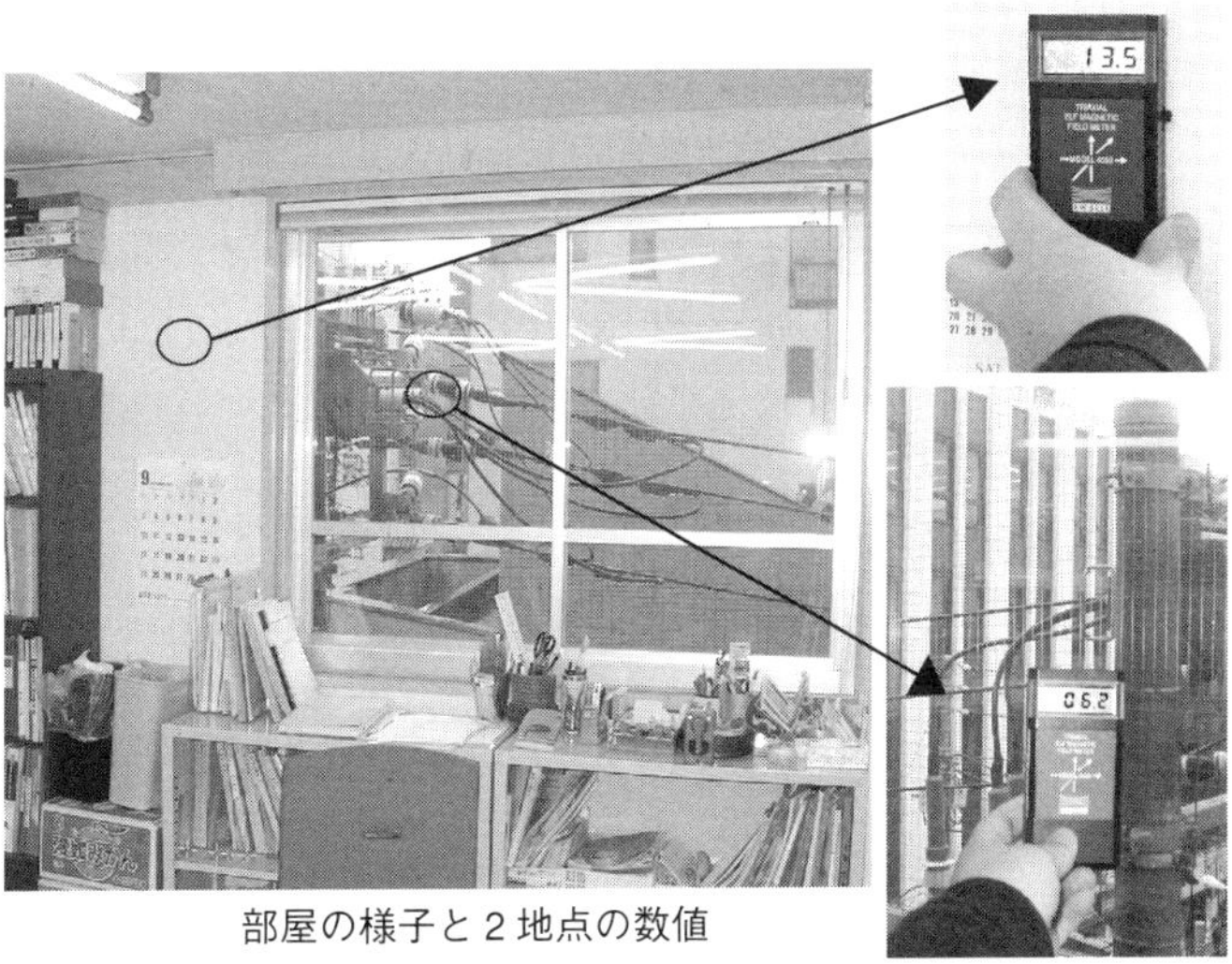

部屋の様子と2地点の数値

図7の写真は、パソコンのCRT（ブラウン管）モニターが20ミリガウスと800ミリガウスの磁場にさらされた場合の影響を示したものです。画

図7　パソコンのモニターへの磁場の影響

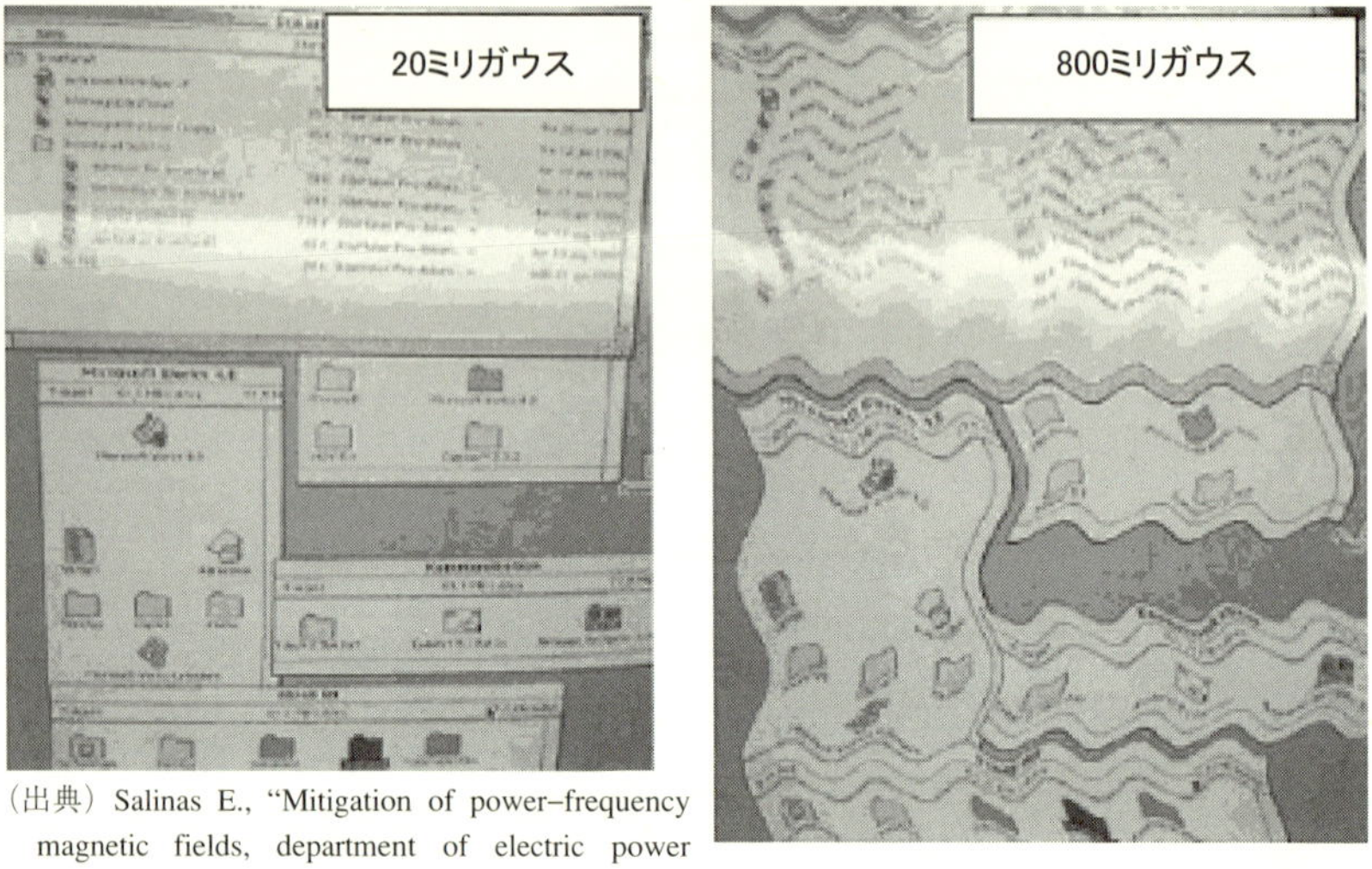

（出典）Salinas E., "Mitigation of power-frequency magnetic fields, department of electric power engineering", Chalmers University of Technology, Sweden, 2001.

面に揺れが生じているのがおわかりでしょう。

別の研究でも、人が画面の揺れを感じる磁場の強さはモニターの大きさによって異なり、14インチのモニターでは12ミリガウス以上、21インチのモニターでは7ミリガウス以上と指摘。モニターの設置場所の磁場は5ミリガウス以下が望ましいと提案しています。パソコンのモニターのような電子機器への影響は、人間の健康への影響が懸念されるのと同じ数ミリガウス程度の弱い磁場によって起きているわけです。

「人体防護のための国際的ガイドライン値（詳しくは第2章2）である１０００ミリガウス（50ヘルツの場合。60ヘルツの場合は８３３ミリガウス）という値は、モニターの設置場所に関する許容磁界レベルを大きく超えた値であり、居住環境に適用するには不適当である」（吉富氏）

人間の健康への影響が科学的に不確実だとしても、電子機器へ影響しない程度に電力会社が磁場を弱くする対策を実施すれば、健康への影響もおのずと防止されることになるはずです。

4 自宅の磁場の測り方

台湾では20％で10ミリガウス以上

８ページなどで述べたように、小児白血病の発症率が2倍以上になると指摘されている磁場は４ミリガウスです。研究によっては、２～３ミリガウスでも発症率が上がるというデータもあります。

通常、有害物質の安全基準を決める場合、人体への有害性が確認されている最低量の１００分の1から10分の1に定めます。送電線・配電線の電磁場にそれを適用すると、０・０４～０・４ミリガウス。これは、ほとんどの人が日常的に浴びている強さです。科学的に有害性がはっきりしたら、このレベルでの基準値が必要になるかもしれません。しかし、はっきりしていない現状では、少なくとも自衛として2ミリガウス以上がグレーゾーン（安全かどうかはっきりしない）、１ミリガウス以下が望ましいと考えるべきでしょう。

では、日本の住宅のどの程度が2ミリガウス以上の磁場にさらされているのでしょうか？

電気学会が98年に出した報告書では、「主婦が受ける磁場の90％までは2ミリガウス以下」と指摘されています。ところが、第１章１で紹介したマンションでは、48％の部屋の床が18ミリガウスの磁場にさらされている可能性がありました。床に布団を敷いて寝る習慣を考慮すると、この磁場の影響は決して無視できません。

日本と同じように人口密度の高い台湾で、環境保護局が台北市内の磁場を調べた調査では、20％

の地点で10ミリガウス以上の数値が測定されました。これから類推すると、日本でも2ミリガウス以上の磁場にさらされている人たちの数は、想像以上に多い可能性があります。

電力会社に測ってもらう

そこで、自分の家の磁場の強さを調べてみることを提案します。どんな方法があるでしょうか。

まず、電力会社に測定してもらうというやり方があります。電気料金の領収証に書かれていいカスタマーセンターに電話をして依頼すれば、無料で磁場測定に来てくれます。

これは一番手っ取り早い方法ですが、電力会社の職員が訪問したときの値しかわからないという欠点があります。多くの場合、磁場の強さは時間や季節によって大きく変化します。その変化を調べるためには、自分で測定器を購入して測ってみるしかありません。

自分で測るときの注意ポイント

測定器といっても、性能によって価格もいろいろ。細かい数値よりも2ミリガウス以上の磁場が発生しているかどうか、発生していたとしたら発生源はどこかを確認するのが目的ならば、数千〜数万円で買える簡易な測定器で十分です。

以下、5万円程度で購入できるF.W.BELL社のガウスメーター4080型という測定器*を使って、自宅の磁場を測るときの測り方と注意ポイントを紹介しましょう。

①朝、昼、夕方、夜と4回測る。

いずれも1ミリガウス以下であれば、とりあえず問題はないと判断してよい。

②発生源を確かめる。

磁場が検知された場合、発生源が家の中の家電製品や配線か、外部の送電線・配電線かを調べる。ブレーカーを落として測定し、値が変わらなければ、外部の磁場である可能性が強い。

③家電製品の場合は製品のスイッチを切った状

＊http://uedatakenori.comで紹介・販売する。

態と入れた状態で測る。

まずスイッチを切った状態で測定器を家電製品に近づけて値を測り、周囲に強い電磁波の発生源がないかどうかを確認し、参考値として記録する。周囲に強い電磁波の発生源があると、正確に測定できない。つぎにスイッチを入れて、正面、側面、背面をそれぞれ測る。

④外部の送電線・配電線が原因の場合は、時間帯や季節ごとに何回か測る。

この場合、時間帯や季節によって磁場の値が大きく変化する可能性がある。住宅地であれば、夕方から夜にかけて使用電力が多くなるにつれて、磁場は強くなる。また、夏と冬は冷暖房を入れるため使用電力が多くなるので、磁場も強くなる。

⑤集合住宅の下の階の配線が原因の場合は、磁場が大きく変化する。

集合住宅で、自分の部屋のブレーカーを落としても磁場が減らなければ、11ページで説明したように下の階の部屋の異常配線が原因の可能性もある。その場合、下の階の居住者が電気を使っているときにしか強い磁場は発生しない。したがって、外部の送電線・配電線による場合と比べて、より極端に磁場は変化する。また、床に近づくほど強い。照明をつける夜間にだけ強い磁場が続く場合は、その可能性が高い。

⑥自分の部屋の中に原因がある場合は、配置を変える。

どのコンセントやスイッチを入れた場合に磁場が強くなるかを調べる。特定の家電製品であれば、配置を変えて人体との距離を離すと、磁場を弱くできる。

送電線や配電線が原因であった場合、現状では電力会社はまず対策に応じません。しかし、電磁場の健康への影響に関する調査プロジェクトを実施中のWHOは、第7章で紹介するように、対策を先行する政策にシフトしようとしています。日本でも、あきらめず粘り強く交渉を続けることが大切です。

第2章

電磁波はどこが危険なのか

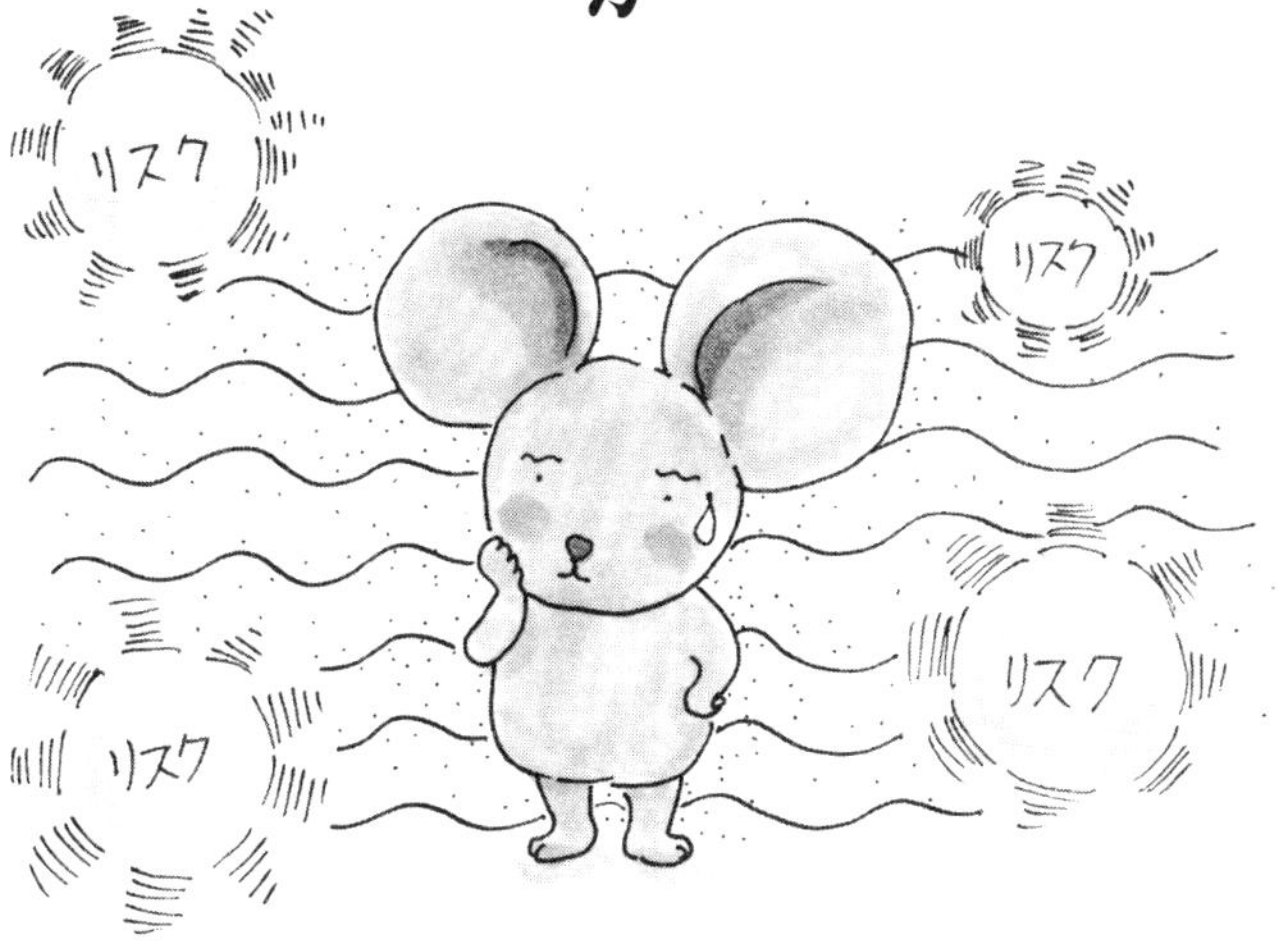

1 電磁波って何？

目に見えず、臭いもしない

電磁波は、目に見えず、臭いもしないという点で、一般の人にとって非常にわかりにくいものです。タバコの煙が見えるし、臭うのとは、対照的です。残留農薬や食品添加物などの場合も、食品に残留しているかどうかは見た目や臭いではわかりません。それでも、もともと液体や粉末の形をした物質なので、食べたり吸い込んだりすると身体が汚染されるというイメージはしやすいでしょう。

一方、電磁波の実体はエネルギーです。電気の産業的な利用が始まって130年弱*。私たちの生活には電磁波が飛び交っていますが、人間の五感では感じられません。そのためもあって、無害だと思われてきたのでしょう。でも、感じることができなくても、さまざまな影響を受けている可能性が科学的に明らかになってきました。

磁場と電場の振動で発生

電磁波とは、空間を光と同じ速さで伝わっていく電気エネルギーです。電磁波を理解するには、まず磁場と電場を知らなければなりません。

磁石にはS極とN極があり、離れていても互いに引き合います。磁石の周辺の空間には、他の磁石があると、違う極では引き合い、同じ極では反発し合う不思議な力が働いています。その力が及んでいる場が磁場です。

＊エジソンが1879年に白熱電灯を発明し、82年に世界最初の発電所が完成した。

電気にもプラスとマイナスがあります。プラスの電気を帯びたものとマイナスの電気を帯びたものは、磁石と同じように、引き合ったり反発し合ったりします。

子どものころプラスチックの下敷きで髪の毛をこすってから離して、髪の毛を逆立てる遊びをした人が多いのではないでしょうか。こすり合わせて髪の毛の電子が下敷きに移動した結果、髪の毛はプラスの電気を帯び、下敷きはマイナスの電気を帯びて、互いに引き合う力が働いたのです。このように、電気を帯びたものの周辺の空間には、他の電気を帯びたものに対して力が発生していま す。その空間が電場です。

磁場と電場には、実は密接な関係があります。磁場の発生源が電流だからです。この原理を利用したのが電磁石。電線をコイル状に巻いて電流を流すと、コイルの上下を貫くような磁場が発生し、コイルは磁石になります。逆に、コイルの中に磁石を出し入れすると、コイルに電流が流れます。その電流は、磁石の動きにあわせて、プラスになったりマイナスになったりする電流(交流)です。その原理は現在でも発電所のタービンに使われています。

電線に交流の電気を流すと、それによって起きる磁場の変化が新たに電場を生み出し、この電場の変化がさらに新しい磁場をつくり出し、次々と磁場と電場が相互に振動しながら空間を波のように伝わっていきます。このエネルギーの波が電磁波の正体です。

光や放射線も電磁波

電磁波のなかには、例外的に目に見えるものもあります。それは光です。

また、放射線、紫外線、赤外線なども、もともと自然界に存在し、電波より周波数が高く、波長が短い電磁波です。さらに、通信で使われる電波も電磁波。人間が通信に利用する電磁波を電波と名づけています。

このほか、送電線などの電力設備や電気製品などからも電磁波が発生しています。電磁波の種類とおもな用途を**表1**(28ページ)にまとめました。

周波数と波長で性質が変わる

電磁波は、一秒間に振動する回数である周波数と波長によって区別されます（図8）。

表1　電磁波の種類とおもな用途

（高周波数↑↓低周波数　短波長↑↓長波長）

種類			おもな用途
放射線		ガンマ線	
		エックス線	医療、レントゲン線写真
光		紫外線	殺菌灯（紫外線を発して殺菌するランプ）
		可視光線	
		赤外線	赤外線ヒーター、赤外線写真
電波	マイクロ波	サブミリ波	
		ミリ波	レーダー
		センチ波	衛星放送、衛星通信、レーダー
		極超短波	携帯電話、電子レンジ
		超短波	FMラジオ放送、テレビ放送、ポケベル
		短波	短波放送、アマチュア無線
		中波	AMラジオ放送
		長波	海上無線
		超長波	IH調理器
		超低周波	送電線、家庭電気製品

図8　電波の周波数と波長

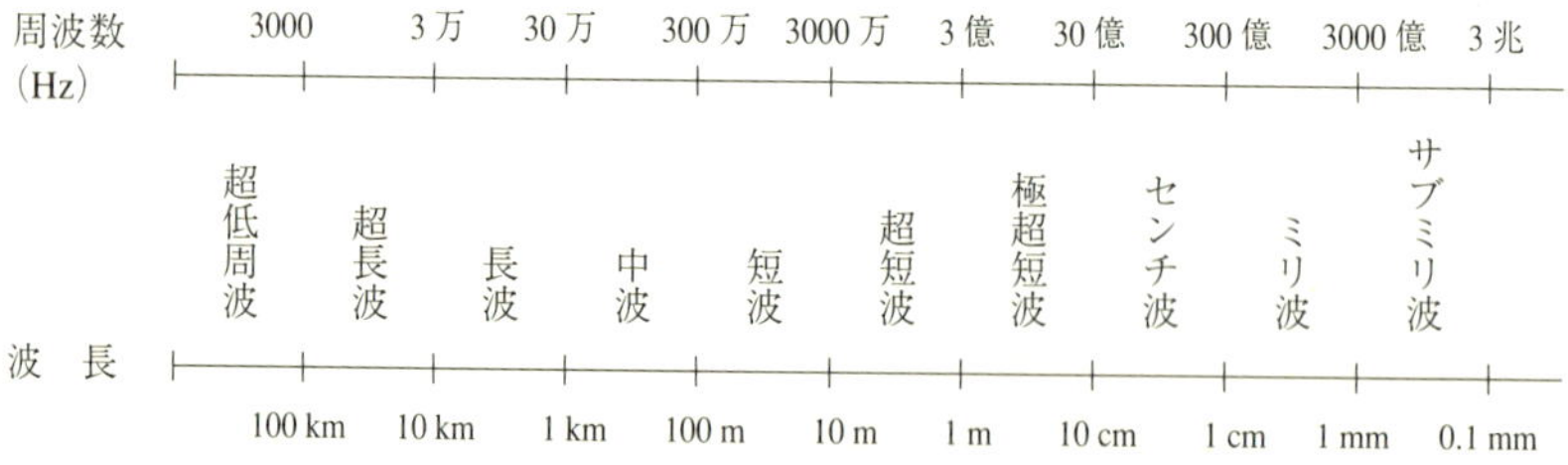

（注）3000 Hz=3 kHz、300万 Hz=3 MHz、30億 Hz=3 GHz。

周波数が高いほどエネルギーが強く、レントゲンに利用されるエックス線などの放射線は、遺伝子を傷つけるなどの有害性がわかっているため、浴びる量が必要最低限になるように規制されています。放射線より周波数が低い電磁波はエネルギーが弱いため、日常生活で浴びる程度では危険はないと考えられてきました。しかし、送電線・配電線から発生する電磁波や、携帯電話やその中継基地局から出ている電磁波が、小児白血病や脳腫瘍などの病気の原因となる可能性を示唆する研究が登場し、大きな社会問題になっているのが現状です。

波長は一回の振動で進む距離です。電磁波の速度は光と同じ(秒速30万km)で一定ですから、周波数がわかれば波長がわかります。

たとえば携帯電話などで使われるマイクロ波で、周波数が1ギガヘルツ(10億ヘルツ)の場合、波長は30cmです。一方、送電線などで使われる50ヘルツの場合、波長は6000km。これは地球の半径に匹敵する長さです(図9)。

電磁波・電磁場・電磁界

電磁場とか電磁界という表現も使われますが、これらは同じ意味です*。磁石のまわりに発生している磁場は振動していないので静磁場といい、静電気の周辺に発生している電場も振動していないので静電場といいます。地球も大きな静磁場を発生させています。

電磁波とは、振動している電磁場のことです。ただし、送電線で使われる50ヘルツなどの周波数の場合、波長があまりにも長すぎるため、波というより電場と磁場のそれぞれの振動が別々に観察されます。それで、送電線や家電製品などから発生する超低周波の場合、電磁場という言い方がよく使われるのです。

この本では、送電線や家電製品については電磁場を使い、場合によっては電場と磁場を区別して用います。一方、携帯電話やテレビやラジオなどの電波に関しては電磁波を使うことにします。

図9　携帯電話と送電線の電磁波

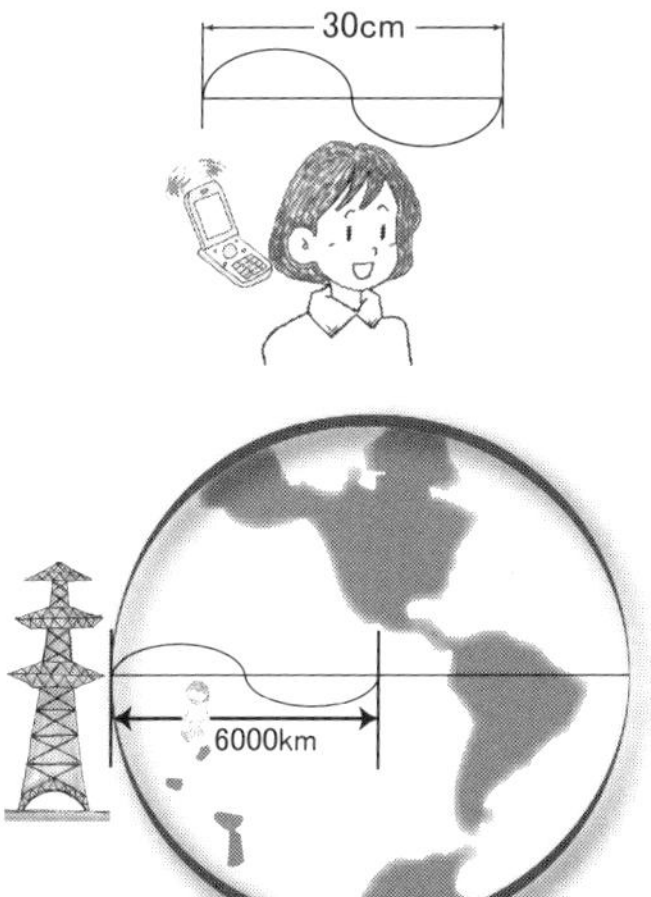

＊物理学では場、工学では界がよく使われる。

2　不十分な安全基準

基本制限値と参考値

電磁波の安全基準については現在、WHOの関連機関である国際非電離放射線防護委員会（ICNIRP）が作成した、人体防護のための国際ガイドライン値があります。強制力はありませんが、各国政府に対して、このガイドライン値にもとづいた規制を行うように勧めています。しかし、この値は現在の科学ではっきり解明できた影響だけを根拠にしています。それはどのようなものでしょうか？

第一に、電子レンジでわかるように、10メガヘルツ（1000万ヘルツ）を超える周波数の電磁波を浴びると、熱が発生します。ラットを使った実験で、訓練された行動（たとえば、レバーを押すと餌が出てくる）に異常が起きる値（全身で吸収する熱量が体重1kgあたり1～4ワット）を根拠に基準値を決めました。人間の場合、体温が1℃上がる程度の強さです。

第二に、周波数が下がって100キロヘルツ（10万ヘルツ）以下となると、発熱作用はなくなりますが、今度は体内で電流が流れ、神経や筋肉を刺激してピリピリ感じることがあります。そこで体内の組織に流れる電流の密度を根拠に、基準値を決めました。

こうした基準値には2種類あります。

ひとつは、身体に吸収される電磁波のエネルギーや流れる電流の強さの基準を定めた値。これ以上を浴びると人体に有害であると判断される下限値に、個人差や、子どもや老人など影響を受けやすいグループを考慮して、さらに5分の1〜10分の1にした許容値で、「基本制限(値)」と呼ばれます。農薬や食品添加物でいえば、ADI(一日許容摂取量)に相当する基準です。

しかし、電磁波を規制する場合、実際に人体に吸収されたエネルギーや量を測るのは技術的にも困難です。そこで、この許容値にもとづいて環境中の電磁波の強さを決めています。これは、許容値を超えていないかの参考にするため「参考値」と呼ばれ、測定器で即座に測定が可能です。農薬で言えば、食品への残留基準にあたります。

送電線の基準がなく制限値も高い日本

電磁波のおもな発生源ごとの基準値を表2に示しました。日本では縦割り行政の弊害で、私たちの身のまわりの電磁波を総合的に規制する基準がありません。電波を管理する総務省は、電波法にもとづいて電波防護基準値を決めています。

しかし、この基準は、電波として利用されてい

表2　さまざまな電磁波に対する国際ガイドライン値と日本の電波防護基準値

発　生　源	周波数	国際ガイドライン値(参考値)	日本の電波防護基準値(補助指針値)	スイスの予防基準値
送電線・家電製品	50 Hz	1000 mG	なし	10 mG
IH 調理器・盗難防止ゲート(一部の機種)	20 kHz	62.5 mG	910 mG	なし
IC タグ(SUICA など)	13.56 MHz	0.073 A/m	0.16 A/m	なし
第2世代携帯電話	800 MHz	4000 mW/m²	5300 mW/m²	42 mW/m²
第3世代携帯電話	2 GHz	1000 mW/m²	1000 mW/m²	95 mW/m²

(注1) いずれも一般の人びとを対象とした値。仕事中に恒常的に浴びる場合は別途、定められている。
(注2) 第2世代携帯電話は一般のデジタル方式、第3世代携帯電話は国際基準に沿った高性能のもので、高速データ通信やマルチメディアサービスの利用が可能。
(注3) スイスの予防基準値の場合、第2世代携帯電話の周波数は 900 MHz、第3世代携帯電話の周波数は 1.8 GHz である。

る周波数に限定されているため、周波数10キロヘルツから300ギガヘルツ（超長波からミリ波）までが対象です。送電線や家庭電器製品のような超低周波の電磁場（たとえば50ヘルツ）に対する基準はありません。*

電波防護基準値を設定する基本的な考え方は、国際ガイドライン値に則っています。ところが、参考値にあたる「補助指針値」は、国際ガイドライン値よりかなり高めになっています。たとえばIH調理器に使われる20キロヘルツ前後の周波数の磁場についていえば、国際ガイドライン値は62・5ミリガウスですが、日本の基準値は910ミリガウスと15倍です。その違いについて、ICNIRPの委員をしている首都大学東京大学院理工学研究科の多氣昌生教授は、こう説明しています。

「ICNIRPの定める参考値は参考にすぎず、基本制限値での評価が原則。一方、日本の電波防護基準では補助指針値が評価の原則。基本制限値に相当する基礎指針値は根拠を示しているにすぎない」

たしかに、国際ガイドラインの場合、測定値が参考値を超えていても、それだけで違反とはなりません。人体が吸収するエネルギー量などが基本制限値を超えるかをもう一度、調べる必要があります。しかし、これはとても面倒なので、日本の電波防護基準では測定値である補助指針値で判断するというのです。つまり日本の場合、測定して超えていたらすぐ違反となるため、基準値を甘めにしたということのようです。

実際には、盗難防止ゲートなどでこの補助指針値を大きく超える場所が出ています（第3章2参照）。にもかかわらず、総務省は何の手段も講じていません。

さらに、多くの人びとが懸念している、小児白血病の発症率の増加をはじめとする発ガン性は、「科学的に未解明な影響」という理由で基準値設定の根拠として採用されていません。したがって、発ガン性などのリスクが真実であった場合、現在の基準値では安全とはいえないのです。

＊送電線だけについては、電気設備基準として、電場の規制値がある。だが、肝心の磁場についてはない。

3 小児白血病やガンなどの発症率の増大

では、現在の国際ガイドライン値以下でも起こる可能性があると指摘されている影響は、どんなものか。送電線など超低周波の電磁場と高周波の電磁波に分けて、説明していきましょう。

疫学調査で小児白血病が増えた超低周波の磁場

超低周波の電磁場について科学的にもっとも確実な影響は、小児白血病の発症率が2倍以上高まることです。これは、日本も含めて世界各国で行われた疫学調査で繰り返し再現されてきました。

過去に行われた2つの疫学調査のデータをまとめて再分析した論文が、２０００年に発表されています。２６５６人の患者と７０８４人の対照者、３２４７人の患者と1万４００人の対照者を調べたこの調査結果でも、送電線の近くで3ないし4ミリガウスを超える磁場を浴びた子どもは、1ミリガウス以下しか浴びていない子どもと比べて、小児白血病の発症率が1・7～2倍になると結論づけられました。図10（34ページ）の縦軸は増加率です。そして、浴びた磁場の強さの上下の幅は95％信頼区間と言い、その下限が1以上であると、偶然ではなくて本当に差がある（統計的有意差がある）と判断されます。

また、国立環境研究所の兜真徳《かぶとみちのり》主席研究官が代表で行った日本の疫学調査でも、送電線の近くで4ミリガウス以上の磁場を浴びた子どもの発症率は、1ミリガウス以下の子どもと比べると4・67倍という結果が出ました。*

＊この疫学調査は科学技術庁（当時）の研究費で行われたため、02年の文部科学省の事後評価を受け、最低のCと評価された。しかし、その議事録を情報公開請求によって入手して読んでみると、14人の評価者のうち疫学調査の経験者は1人しかいないなどの疑問点がある。その後06年に国際的な学術誌（International Journal of Cancer, No.119）に論文として掲載された。文部科学省の評価の妥当性が再検討されるべきである。

図10　電磁波と小児白血病の関係

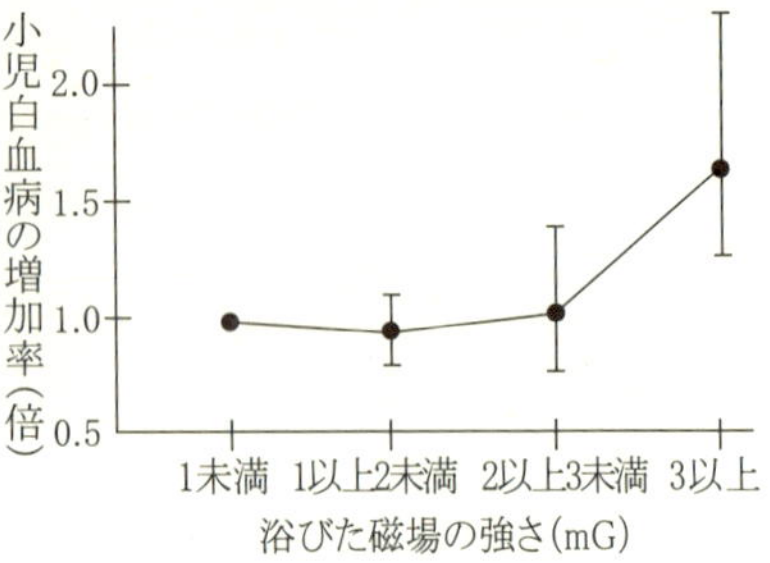

（出典）Greenland S., et. al., "A pooled analysis of magnectic fields, wire codes, and childhood leukemia, Childhood Leukemia-EMF Study Group", *Epidemiology*, Vol.11, No.6, Nov., 2000, pp. 624-634.

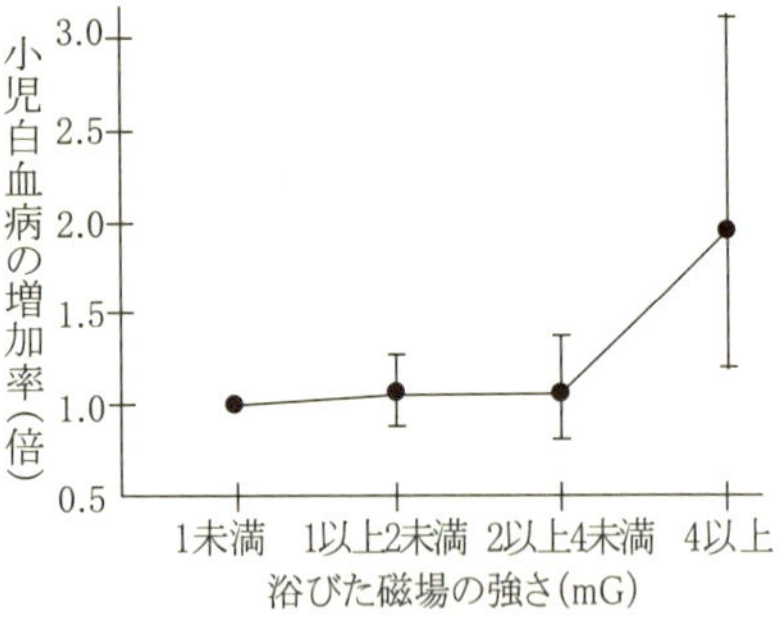

（出典）Ahlbom A., et. al., "A pooled analysis of magnetic fields and childhood leukemia", *British Journal of Cancer*, Vol. 83, No. 5, Sep., 2000, pp. 692-698.

超低周波の磁場には発ガンの可能性がある

こうした疫学データの積み重ねをもとに、WHOの関連機関である国際ガン研究機関（IARC）は02年、超低周波の磁場に対して、「発ガンの可能性がある」（発ガン性評価2B）という評価を下しました。この評価をめぐっては、東京電力など電力会社がホームページで＊「コーヒーや漬け物などと同じグループ」と主張。危なくないというイメージをつくろうとしています。しかし、同じグループ2Bには農薬のクロルデン＊＊やジクロルボス＊＊＊、ガソリンの排気ガスなども含まれていることは表示されていません。IARCの評価に参加した関西学院大学理工学部の山崎洋教授は、こう指摘しています。

「2B評価の一番のメッセージは、もっとしっかりした研究データが必要ということだが、放っておいてよいということではない。各国でリスク評価を行い、人びとが電磁波を浴びないように予防する方法を考える必要がある」

IARC以外でも、複数の国や公的機関が電磁波のリスク評価を行っています。関連性が指摘される病気が徐々に増えてきました（表3）。たとえば02年にアメリカのカリフォルニア州で発表されたレポートでは小児白血病のほか、成人の白血

＊http://www.tepco.co.jp/ps-engineering/denjikai/den02-j.html

＊＊現在は製造・販売が禁止されている殺虫剤。吐き気、ふるえ、けいれんなどの症状をもたらす。

＊＊＊有機リン系の殺虫剤、家庭用殺虫剤。動物実験で発ガン性が確認されている。

表3　さまざまな公的機関が指摘した電磁波と病気の関係

病気＼機関	アメリカ環境健康科学研究所（98年）	国際ガン研究機関（01年）	イギリス放射線防護局（01年）	カリフォルニア州保健省（02年）
小児白血病	可能性あり	可能性あり	可能性あり	可能性あり
成人の白血病	リンパ性白血病のみ可能性あり	証拠不十分	証拠不十分	可能性あり
成人の脳腫瘍	証拠不十分	証拠不十分	証拠不十分	可能性あり
ALS	証拠不十分	判断していない	可能性あり	可能性あり
流産	証拠不十分	判断していない	判断していない	可能性あり

（出典）http : //www.dhs.cahwnet.gov/ehib/emf/

病、脳腫瘍、ALS（筋萎縮性側索硬化症）*、流産などが電磁場による影響の可能性があると指摘されています。

流産については、アメリカで発表された2つの疫学調査が根拠です。それによると、日常的に16ミリガウス以上の磁場を浴びた女性では、流産のリスクが最大5・7倍になりました。この16ミリガウスは、ドライヤーをかけることで簡単に超えてしまう値です。

脳腫瘍や脳への有害物質の浸透が懸念される高周波

高周波については、携帯電話による影響がもっとも懸念されています。なぜなら、携帯電話は電磁波の発信源を頭に密着させて使うからです。こうした使い方はこれまでにありません。携帯電話の急速な普及にともなって、人間が浴びる電磁波は急増しました。

携帯電話に関して最大の影響は脳腫瘍です。現在、WHOのプロジェクトで、世界13カ国**が共通の方法で疫学調査を実施中です。すでに、10年以上の使用でリスクが上昇する可能性を示唆するデータが示されました（第4章1参照）。加えて、アルツハイマー病のような神経変性疾患***の可能性も指摘されています。

動物実験では、こうした病気につながる異変として脳にある血液脳関門への影響がいくつかの研究で報告されています。血液脳関門とは、脳の血管だけに存在する、血液中の有害物質が脳細胞に浸透しないようにするバリア。携帯電話の電磁波

＊全身の筋肉が萎縮し、最後は自力呼吸もできなくなる進行性の神経難病。著名な宇宙物理学者ホーキンス博士がかかっている。

＊＊イギリス、イスラエル、イタリア、オーストラリア、カナダ、スウェーデン、デンマーク、ドイツ、日本、ニュージーランド、ノルウェー、フィンランド、フランス。

＊＊＊文字どおり神経が変性する病気。アルツハイマー病、モハメド・アリがかかったパーキンソン病、ALSなどの総称。原因は不明。

表4　電磁波によって起きるとされている症状・異常

分類	症例	超低周波	マイクロ波
	めまい	○	○
	吐き気	○	○
眼	かすみ眼	○	○
	白内障		○
	網膜炎症	○	○
	角膜上皮炎症	○	
	眼球の痛み		○
	涙が出る		○
	白いものが見えにくい		○
	青い色が見えにくい		○
	閃光体験	○	○
鼻	臭いを感じにくい		○
筋肉・皮膚	頭、前頭部の突っ張り感	○	○
	手足の硬直感		○
	筋肉痛		○
	皮膚の刺すような痛み	○	
	ほてり	○	
	汗が多く出る	○	
	手足の血管拡張		○
	皮膚のしみ		○
	脱毛		○
生殖	精巣の退行	○	○
	女児出産率の増大		○
	流産	○	○
	不妊		○
	奇形児出産	○	○
	先天性尿道異常	○	
	月経パターンの変化		○
	卵子形成の減少	○	○
	精子の減少	○	○
	精力の衰え	○	○
循環器系	心臓の不快感	○	○
	動悸	○	○
	息切れ	○	○
	不整脈	○	○
	徐脈	○	○
	血圧の変化	○	○
	心電図の異常	○	○
	心臓発作		○
	心筋梗塞	○	
	動脈硬化		○
	貧血	○	
自律神経系	頭痛、頭が重い	○	○
	疲労、倦怠感	○	○
	日中の眠気	○	○
	夜間の不眠	○	○
	志気の低下、消沈	○	○
	神経衰弱、神経疲労	○	○
	食欲の衰え		○
	興奮、感情の不安定		○
	記憶力の衰え、部分消失	○	○
	知的レベルの低下	○	○
	指などの震え	○	○
	まぶたの震え		○
	頭と耳のチック症		○
	意識がなくなる	○	
	てんかん	○	
	ストレス	○	○
内分泌系	甲状腺の異常		○
	乳汁分泌の不全		○
	血液脳関門の異常	○	○
	メラトニンの低下	○	○
	血中ヒスタミンの低下		○
	セロトニンの異常	○	
	ドーパミンの異常	○	
免疫系	免疫力の低下	○	○
ガン・腫瘍	白血病	○	○
	皮膚ガン		○
	脳腫瘍	○	○
	リンパ腫瘍	○	○
	乳ガン	○	○
	精巣ガン	○	○
	肺ガン	○	
	聴神経腫瘍		○
	すい臓ガン	○	
	その他のガン、腫瘍	○	○
その他	アルツハイマー病	○	○
	痴呆症	○	○
	そううつ病	○	
	アトピー・アレルギー	○	
	ダウン症		○
	自殺	○	
	死亡率の増大	○	○
	ALS	○	
	子どもの突然死	○	○

（注）徐脈＝脈拍数が1分間60以下に減少する状態。
（出典）徳丸仁『電波は危なくないか』（講談社、1989年）、荻野晃也『危ない携帯電話』（緑風出版、2002年）をもとに、筆者の知見などを加えて作成。

を浴びることでその機能がマヒして、有害物質が脳細胞に浸透しやすくなるというのです。その結果、神経細胞が死滅するという報告もあります。

　このほか、関連が指摘されているだけのものも含めた症状や異常を表4にまとめました。

はっきりしている細胞への影響

　このような人体や細胞への影響のメカニズムを解明するために、EU主導で研究が行われました。7カ国*12の研究グループが共同で00年～04年に行ったプロジェクトです。それぞれの機関で研究方法や曝露装置、実験に使う細胞などを同一にして、再現性を容易に確認できるように工夫しました。その結果、超低周波の電磁場と携帯電話などのマイクロ波の両方で、細胞に照射すると発ガンの原因となるDNAの切断などさまざまな影響が起こることが確認されたのです。

　50ヘルツという超低周波の磁場の場合、細胞に10分おきに5分間あてる実験を15時間行い、DNAの切断を調べました。その結果、国際ガイドライン値の3分の1程度の350ミリガウスで切断が増えました。

　生体内では、DNAは一度切断されても自動的に修復されますが、その修復段階でミスが起きると染色体の異常が起きます。磁場を浴びせると、DNAの修復システムの働きは活発化したものの修復ミスが増え、染色体の異常も4倍に。そのほか、細胞の増殖や遺伝子の発現**にも影響が確認されたのです。

　また、マイクロ波では、同様に細胞に10分おきに5分間あてる実験を24時間行ったところ、国際ガイドライン値2ワット／kgの6分の1以下の0・3ワット／kgでDNAの切断が増え（図11）、染色体異常も10倍になりました。さらに、遺伝子の発現へも影響を与え、血液脳関門を開けてしまうことによって、脳腫瘍や神経変性などにつながる可能性が示唆されています。

図11　マイクロ波による遺伝子の損傷

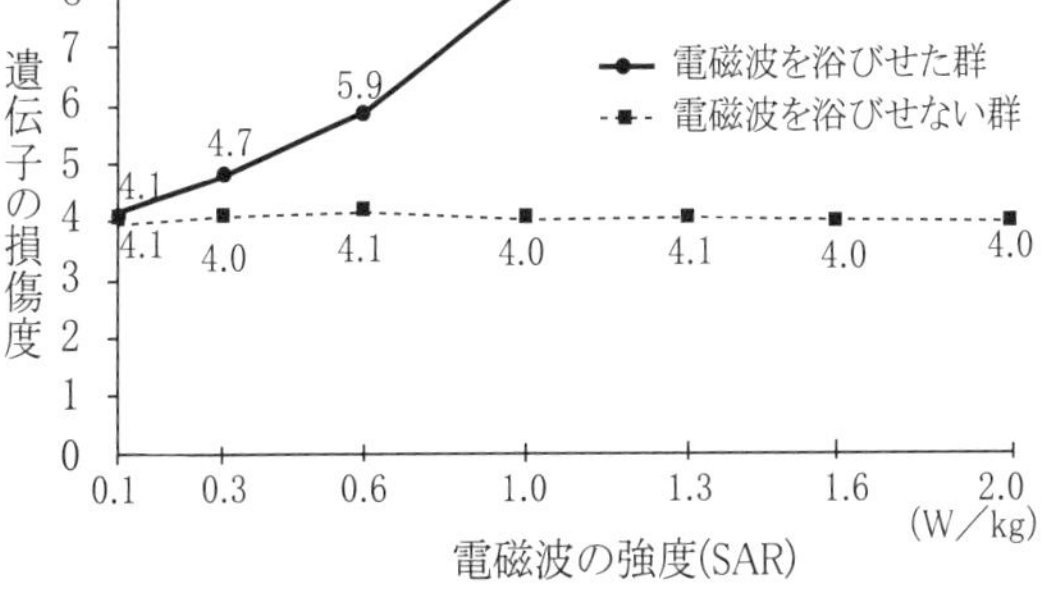

*イタリア、オーストリア、スイス、スペイン、ドイツ、フィンランド、フランス。
**遺伝子がタンパク質をつくって機能すること。

4　電磁波と環境ホルモン

はっきりしないからといって放っておいてよいのか？

電磁波は安全だと主張する人たちは、次のように言います。

「電磁波の人体や細胞への影響があるという研究とないという研究が混在していて、科学的にはっきりしていない」

「たとえ何らかの影響があったとしても、それが病気に結びつくかどうかは別の問題だ」

たしかにメカニズムがはっきりするにこしたことはありません。しかし、電磁波の影響がはっきりしないのは、電磁波のメカニズムが不明というよりも、そもそも人体や細胞のメカニズム自体が解明されていないからでもあります。それは、電磁波との関連が指摘されている小児白血病についても同様です。しかし、公衆衛生の観点からみて、発症メカニズムが解明されるまで対策をとらないのが正しい判断だと言えるでしょうか？

熱作用のように、すでに解明された作用からだけで電磁波の影響を判断するのではなく、逆に生命現象それ自体を観察し、理解する視点から電磁波の影響をとらえ直そうという試みが始まっています。それは京都大学基礎物理学研究所などが中心となって03年から開いている研究会で、化学物質の環境ホルモン作用の解明と類似したアプローチです。従来からわかっていた化学物質の毒性という観点からだけではとらえきれない、体内に存在する天然の化学物質であるホルモンの真似をして正常な生体メカニズムを攪乱する作用をもたらすのが環境ホルモンだからです。

電磁波と熱は同じではない

30ページで見たように、電磁波の安全性ガイドラインの根拠にされているのはおもに発熱作用です。しかし、物理学的に見ると、電磁波のエネルギーと熱エネルギーは同じではありません。東北大学大学院理学研究科の本堂毅氏はこう指摘します。

「電子レンジで水を温めた場合、電子レンジから出る電磁波のエネルギーが600ワットだとしたら、その中のコップの水の発熱量も原理的には600ワットになる。それは、電磁波エネルギーが水に吸収されて熱エネルギーに変換されたことを意味する。しかし、電磁波は熱になるが、熱は電磁波にならない。電子レンジのマイクロ波でお湯を沸かすことはできても、お湯からマイクロ波が出ることはない」

簡単に言えば、電磁波エネルギーが活性の高い生きたエネルギーなのに対して、熱エネルギーはいわば死んだエネルギーなのです。その生きた電磁波エネルギーの影響を、死んだエネルギーである熱だけで判断してはいけないのです。

たとえばペースメーカーなどの電子機器への影響は、国際ガイドライン値よりずっと低いレベルで発生します。それは、電磁波が熱ではなく、電磁波固有の電気信号として作用するからです。とすれば、自然界の生物もこの電磁波特有の電気信号によって影響を受けないとは言えません。

特定の値で逆の影響が起きる

電磁波に発ガン性がある根拠の一つとされるのがメラトニン仮説です。メラトニンというホルモンは、細胞実験で乳ガン細胞の増殖を抑える作用があることがわかっています。ところが、送電線などと同じ周波数50ヘルツの電磁波を浴びせると、メラトニンの働きが邪魔され、乳ガン細胞がふたたび増殖するのです。

国立環境研究所主任研究員の石堂正美氏は、メラトニンをきっかけとして起きる細胞内での何段階にもわたる情報伝達のメカニズムを検証し、電磁波が情報の伝達を阻害することを突き止めました。これは熱作用だけでは説明できません。電磁波固有の何かが、細胞に対してホルモンの働きを阻害するように働いたのです。電磁波に環境ホルモンのような作用があることを前提にすると、その人体や細胞への影響がよく理解できるようになります。

環境ホルモンは、細胞を破壊する毒として作用するのではなく、体内の正常なホルモンの働きを攪乱して、いろいろな悪影響を起こします。そのため、従来の毒物学でいわれるような用量—反応関係(用量が大きくなると反応も大きくなる)が適用できません。ある特定の量のときに反応が最大となり、それ以上でも以下でも反応は小さくなるという現象が起こるのです。

電磁波も同様に、ある特定の周波数や強度に特有の反応を起こすという研究結果が数多く報告されてきました。

周波数による反応の違いでもっとも有名なのは、75年に発表されたアメリカのロス・エイディ博士たちの実験です。鶏の神経細胞に脳波に近い数ヘルツから35ヘルツという周波数で変調*をかけた電磁波を浴びせたところ、神経細胞からカルシウムイオンが流出しました。流出量は変調した周波数によって差があり、最大は16ヘルツ。それ以上でも以下で減少しました。神経細胞内のカルシウムイオンは神経伝達物質でもあるので、人体や細胞への影響が大きいと考えられます。

強度によって反応が変わる例は、乳ガン治療薬の働きです。本来乳ガンの増殖を抑制する働きをもつ医薬品であるタモキシフェンが、ある強さの磁場では逆に乳ガンを増殖させてしまいました。

ドイツのレイナー・ギルガート博士たちはタモキシフェンを投与した乳ガン細胞にさまざまな強度(0、2、12、1000ミリガウス)で周波数50ヘルツの磁場を7日間浴びせました。その結果、2ミリガウスの磁場の場合、タモキシフェンの作用が弱くなり、逆に乳ガン細胞が26%も増えてしまったのです。同様の作用は12ミリガウスでも現れますが、2ミリガウスが一番大きく、12、1000と強くするにつれて作用は弱くなっていきま

*ラジオやテレビの放送で、もとの電波を音声やデータなどの信号波で変化させること。

図12　さまざまな強度の50 Hzの磁場を浴びせた場合のタモキシフェンの用量反応曲線の変化

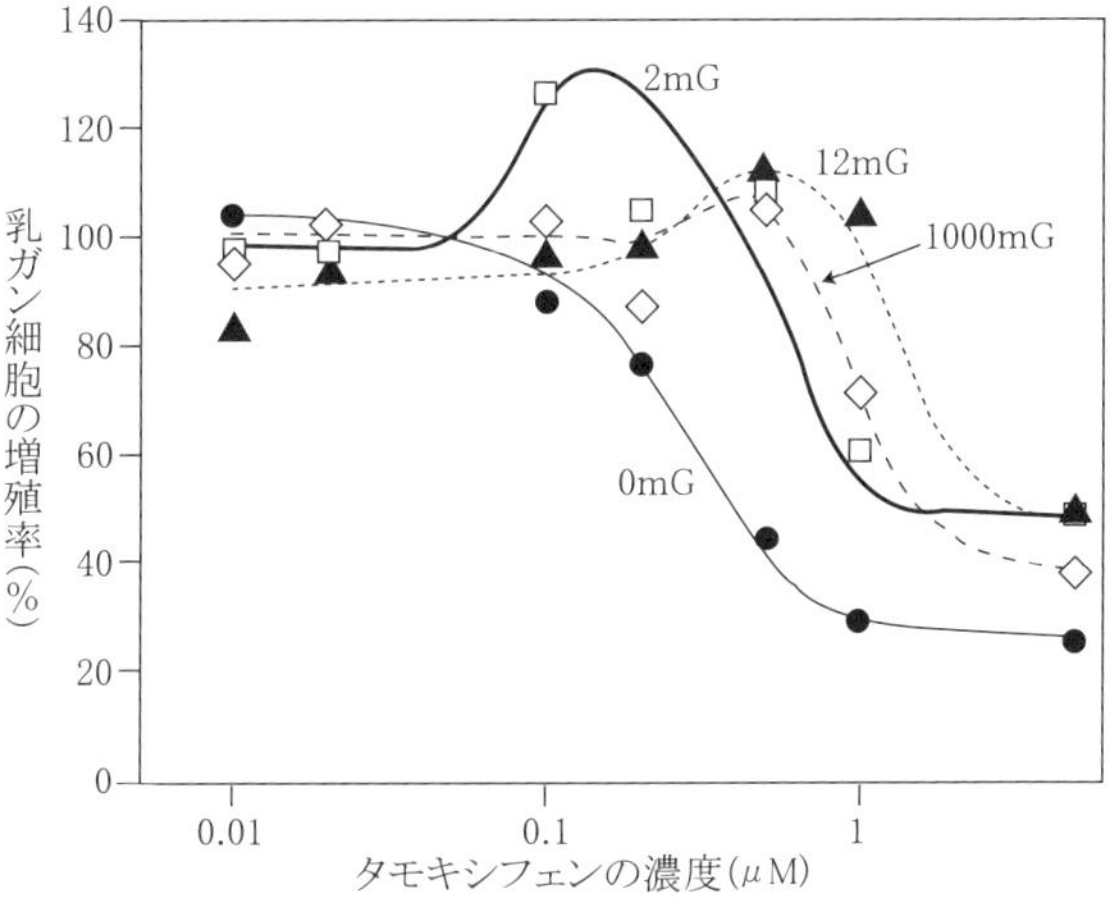

(注)増殖率はタモキシフェンを投与しない場合を100として比較。

した。まさに電磁波の環境ホルモン作用の証拠といえる結果です。

速やかに対策をとる必要がある

いまのところ、環境ホルモン作用をもとに化学物質についての基準値を設定している国はありません。それは、人間への影響がはっきりと確認できていないからです。唯一の例外は、流産を予防する薬として使われていたジエチルスチルベストロール（DES）とよばれる医薬品としての合成ホルモン剤。DESは医薬品であるため、人体への有害性が確認された段階で使用禁止になりました。しかし、環境中に存在するさまざまな化学物質が環境ホルモン作用を根拠に禁止されたり基準を厳しくされたケースは、ありません。

一方、電磁波は、小児白血病の発症率の上昇が疫学調査で確認されています。この調査結果は、何らかの対策をとる根拠としては十分です。

また、細胞のレベルでの遺伝子損傷、遺伝子発現、ホルモン撹乱などの作用を考慮すると、小児白血病以外にも人間への影響が起きている可能性は否定できません。したがって、速やかに人間へのリスクを減らすための対策をとり、そのうえで科学的なメカニズムの解明を進めるというのが、正しいアプローチだと考えます。

5　電磁波カットのウソ・ホント

家電製品の磁場がカットできる？

作用のメカニズムがはっきりしないことによる問題は、別の面でも起きています。安全グッズといわれるインチキ商品の氾濫です。

06年2月に横浜市で行った講演会で、電磁波をカットすると宣伝されている商品についての話題が出ました。私が「周波数の低い送電線や家電製品から発生する磁場をカットするのはむずかしい」と話したところ、ある電磁波過敏症の参加者が発言しました。

「私は家電製品からの磁場も90％以上カットするシールド材*を知っている。そのシールド材で電気マッサージ器を覆うカバーをつくる予定だ」

誤解を招くホームページ

彼はこのシールド材で磁場をカットできると信じ込んでいるようです。取り扱い店を聞いてホームページを見ると、商品の宣伝が掲載されていました。「シールド175C」という金属繊維のようなものでできたシートです。ホームページ**には、以前こう書かれていました（一部略）。

「電磁波過敏症でお困りの方へ

■電磁波の安全の目安！

○　電化製品の磁場は2 mG（ミリガウス）以下。

○　高圧送電線からの磁場は1 mG以下。

生体に悪影響を与えると言われる磁場の遮断や吸収は不可能です。

*金属繊維を織り込んだ布。

**当時のアドレスは http://www.otona.ne.jp/denjihanoKyouhu1.htm

その対策には

SHINWAのシールド素材175Cがお勧め!!

90%以上をカットします」

そこで、電話をしてみました。

——そちらの175Cという商品ですが、超低周波の磁場も9割カットすると知り合いから聞きました。本当ですか?

「それはね、携帯電話の電磁波」

——家電製品や送電線の磁場はカットしない?

「あのね、数値が小さくなります」

——電化製品では2ミリガウス以下が安全の目安と書いていますが、このシールド材は役に立たないということですね。

「まったくではないですね」

——ということは、ある程度カットすると。

「う〜ん、そうですね」

——そのデータはありますか?

「データはね、メーカーが出してくれないので……」

——データがないのに、「カットできます」と宣伝して販売しちゃ、だめでしょ。

「あのね、カットではなくて、ある程度和らぐということになりますね」

——でも、データはないんでしょ。電磁波過敏症の方はかなり深刻な状態にあると思うんですよ。

「あのですね。電磁波過敏症については、実際のところどれくらいの電磁波を浴びてどのような症状が出るかという点についてはまだはっきりと解明されてませんね。たしかに周波数が下がっていくと、シールド効果は下がってくるんですが、それでもゼロではない。他のものと比べると、まだいいのではないかと」

——少なくとも1人の電磁波過敏症の患者さんが、そちらの商品で超低周波の磁場までカットできると誤解したのは事実です。ホームページを見ると、誤解を招くような表現で商品が宣伝されているのも事実。また、不当景品及び不当表示防止法の優良誤認*に引っかかるような表現だと思いますよ。

「インターネットの表現については、不明瞭なところは改めるようにしたいと思います」

*商品などが実際のものより著しく優良であると消費者に誤認される表示。

それから10カ月が経過しましたが、いっこうに修正されていません。このシールド材を販売しているのは、滋賀県野洲《やす》市にあるKDDという会社です（商品のホームページは http：//www.otona.ne.jp/denjiha.htm）。

周波数が高い電磁波は簡単に低減できる

KDDの言う内容は100％インチキというわけではありません。携帯電話の電磁波のように周波数が高い（100キロヘルツ以上）電磁波は、金属などに当たると反射するため、弱くすることは比較的容易です。

屋外の携帯電話中継基地局やテレビ、ラジオなどの放送波が家の中に入るのを防ぐためには、網の目が波長より短い金属製のメッシュ地のクロスを張ればOK。携帯電話に使われる20億ヘルツ（2ギガヘルツ）の場合は、15㎝以下の網の目を用意すればよいのです。ただし、室内で電子レンジや携帯電話のように周波数の高い電磁波を発生させると反射して強くなるので、注意してください。

低周波の電磁場対策はむずかしい

一方、周波数が低くなると（100キロヘルツ以下）、シールドでカットするのは困難になります。鉄などの磁性体やアルミニウムなどの伝導体である程度は弱くできますが、高周波のように90％以上カットするのは無理です。

家電製品の場合は、鉄などの箱で囲ってしまえば、ある程度は弱くできます。以前、卓上のIH調理器を測定したとき、筐体《きょうたい》*がプラスチック製のものが1000ミリガウス程度だったのに対して、ステンレス製は400ミリガウスと半分以下に下がっていました。

しかし、送電線からの磁場を弱くするためには、部屋の壁全体を鉄で囲わなければならず、現実的ではありません。第1章で紹介したように、電線を三つ網状に編みこんで、互いの線から発生する磁場を相殺するやり方がおすすめです。

いずれにせよ、個人的に対策をとろうとしても、限界があります。

＊機器を収めている箱。

第3章

ますます増える新たな電磁波汚染

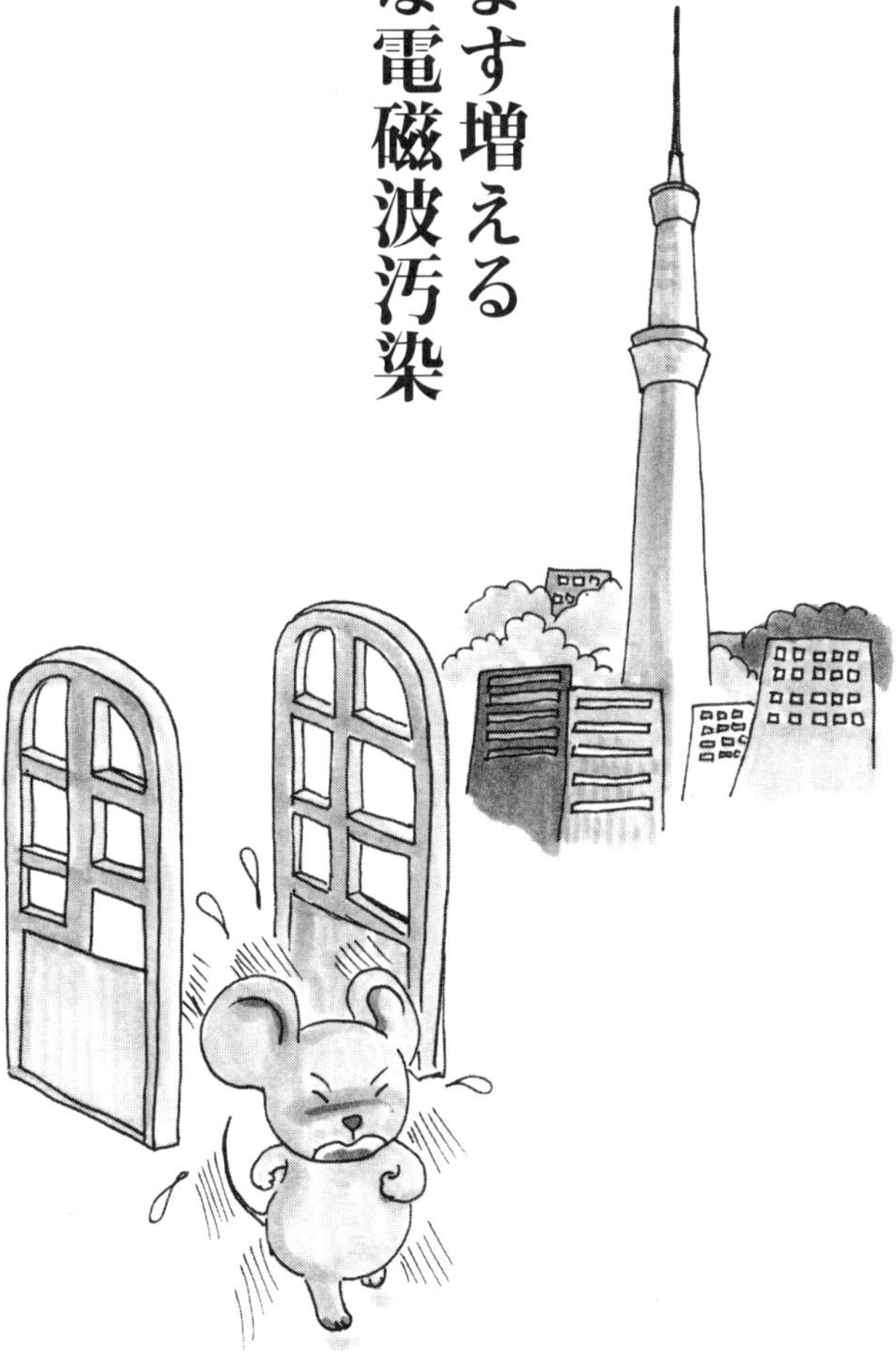

1 国際ガイドライン値を超えるＪＲ東日本のＳｕｉｃａ

送電線や家電製品から発生する超低周波の電磁場については、予防対策の必要性がＷＨＯでようやく議論され始めました（第7章参照）。しかし、新たな電磁波の発生源が、安全性の検証をまったくされずに、次々と私たちのまわりに増えています。その代表的なものが、ＪＲ東日本が導入したＳｕｉｃａなどのＩＣカードを使った自動改札通過システムです。同様のシステムはＪＲ西日本のＩＣＯＣＡをはじめ、多くの交通機関で普及が進んでいます。*

15cm離れてもガイドラインを超過

自動改札機にタッチするだけですいすい通れるＳｕｉｃａ。従来のカードを改札機の中に差し入

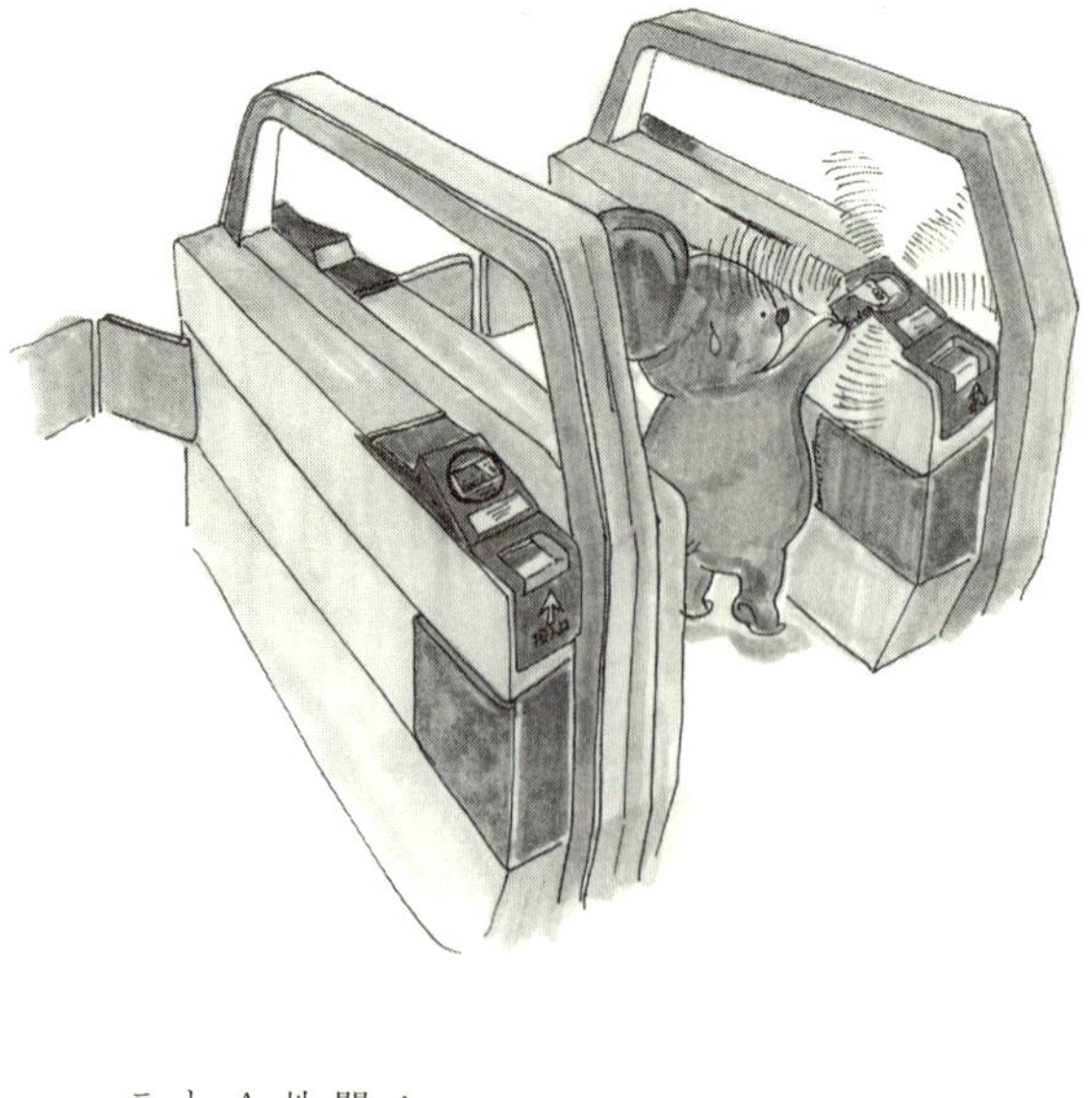

＊07年3月には、関東地方の私鉄・地下鉄・バスがＰＡＳＭＯ（パスモ）という同様のシステムを導入する。

れる方式と違い、パスケースや定期入れにカードを入れたままワンタッチで通れるので、どんどん普及しています。改札機にアンテナを設置して周辺に電磁波を発生させ、カードのICチップと情報を交換する仕組みです。

ところが、改札機のアンテナにカードをかざすとき、いっしょに手が電磁波を浴びてしまいます。アンテナにお腹が近づくこともあるし、子どもの場合は頭部が近づく可能性もあります。

Suicaの導入で改札機の周辺にどれくらいの電磁波が発生しているのか測定してみました。Suicaが発信している周波数は13・56メガヘルツ。電波で言うと短波放送の周波数に相当します。短波放送ラジオの放送アンテナ周辺を別にすれば、いままで日常生活で浴びた経験の少ない周波数の電磁波です。安全性の研究は、超低周波やマイクロ波に比べてほとんどありません。

測定した結果は表5のとおりです。改札機に密着した部分では、0・87A／mと、国際ガイドライン値（0・073A／m）の12倍の磁場が出ていました。この値は、比較的甘い日本の電波防護基準（0・16A／m）すら超えていて、その5・5

表5　Suicaが発生する電磁波(13.56 MHz)の測定値と国際ガイドライン値

	電場(V/m)		磁場(A/m)	
Suicaからの距離	密着	15 cm	密着	15 cm
Suicaの測定値	48.8	1	0.87	0.1
国際ガイドライン値	27.5		0.073	
日本の電波防護基準値	60.77		0.16	

(注1)　中央本線染川《やながわ》駅(山梨県)の改札にて04年5月に測定。
(注2)　使用測定器＝高周波等方性電磁界プローブ narda S. T. S. GmbH 社(ドイツ)製 EMR—200 型。電場はプローブ Type 8(周波数帯域 100 KHz～3 GHz)、磁場はプローブ Type 12(周波数帯域 300 KHz～30 MHz)。

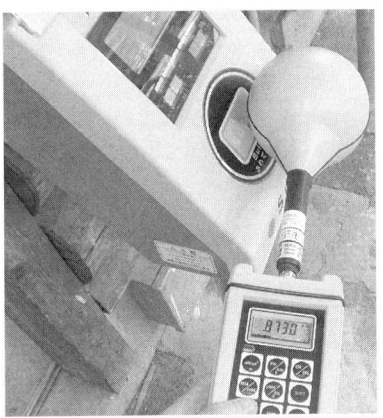

染川駅での測定場面。数値は 0.8730 A/m を示した

倍にもなります。改札機から15cm離れた場所でも、磁場は国際ガイドライン値を超えていました。

送電線から発生する50〜60ヘルツという超低周波の磁場の場合、国際ガイドライン値の250分の1で小児白血病にかかる割合が高まるといわれているのですから、Ｓｕｉｃａの電磁波は相当に強い数値です。ＪＲ東日本の改札を利用するたびに、私たちがこんなに強い電磁波を浴びせられていることは、ほとんど知られていません。

一切の表示や警告がされていない

電磁波は、ペースメーカー*への影響が強く懸念されます。これについては総務省が03年に調査研究報告書を作成。ペースメーカー利用者に対して、電波の発生源から12cm以上離れるように勧告しています。しかし、改札にはなんの告知もされていません。

ＪＲ東日本の複数の駅で、改札付近にいる数人の職員に質問してみましたが、Ｓｕｉｃａのペースメーカーへの影響を知っている駅員はいませんでした。万一、改札の近くでペースメーカー利用者が発作を起こした場合、ＪＲは迅速な対応をできないでしょう。

改札は通り過ぎるだけなので、電磁波を浴びるのは瞬間的です。また、電磁波が強いのは改札機のカードをタッチする部分から垂直方向ですから、ゲートの真ん中を通るだけならば影響は小さいでしょう。とはいえ、最低でもＪＲ東日本は「改札で立ち止まらないように」と周知徹底すべきです。いまや、Ｓｕｉｃａが利用できる自動改札機は小さな無人駅にも導入されています。警告がないままでは、子どもやお年寄りがつい自動改札機に寄りかかることもありえます。

ＪＲ東日本は今後、駅構内のレストランや売店でＳｕｉｃａを電子マネーカードとして利用する方針です。実際、レジの傍らに次々とＳｕｉｃａ用の読み取り機が設けられています。同様のＩＣカードシステムは、会社の入退室装置、スーパーの商品情報の端末など、急速に普及が進んでいくでしょう。

私たちが気づかない間に、新たな電磁波発生源

＊不整脈を治療するために体内に埋め込む医療機器。遅すぎる心拍数を速くする。

が急増する可能性があるのです。公共交通機関は「旅客の安全な輸送を確保するための措置を講ずる」責任があると鉄道事業法第二三条に定められています。それなのに、真っ先に導入したJR東日本が旅客にまったく情報を開示せずに電磁波を浴びせ続けているのは、大きな問題です。

質問書への回答は不十分

そこで、04年5月にJR東日本へ質問書を提出しました。要旨は以下のとおりです。

①ペースメーカー使用者への周知・理解のためにどのような措置をとっているか？

②Suica設備の近くで万一ペースメーカー使用者が発作を起こした場合、救命措置を職員にどう指導しているか？

③Suicaから発生している電磁波を測定しているか？

④安全性について、検討や検証を行っているか？

⑤電磁波を毎日浴びさせられる乗客に対して、どのように説明をしているか？

⑥職員に対して、電磁波に関するリスクの告知や何らかの安全措置をとっているか？

これに対する回答書は、私たちの測定値には何のコメントもせず、こう書かれていました。

「実際にお客さまがSuicaを使用し改札機をご利用になる場面での電磁波測定をしたところ、(国際)ガイドライン値以下だったので、健康への影響について問題ないレベルであると考えます」

ところが、測定をしたと言っても、具体的な測定条件が書かれていません。読み取り機から離れれば、値は当然低くなります。これでは、データとして意味をなしません。しかも、駅構内の売店や飲食店に設置されているSuicaの読み取り機の場合、自動改札機を利用するときの身体との距離と同じとは言えないはずです。

また、送電線とは周波数が異なるSuicaの電磁波の安全性は調べたのかという質問やペースメーカー使用者への対応などの質問に対しては、まったく回答していません。

データ捏造か、単なる無知か？

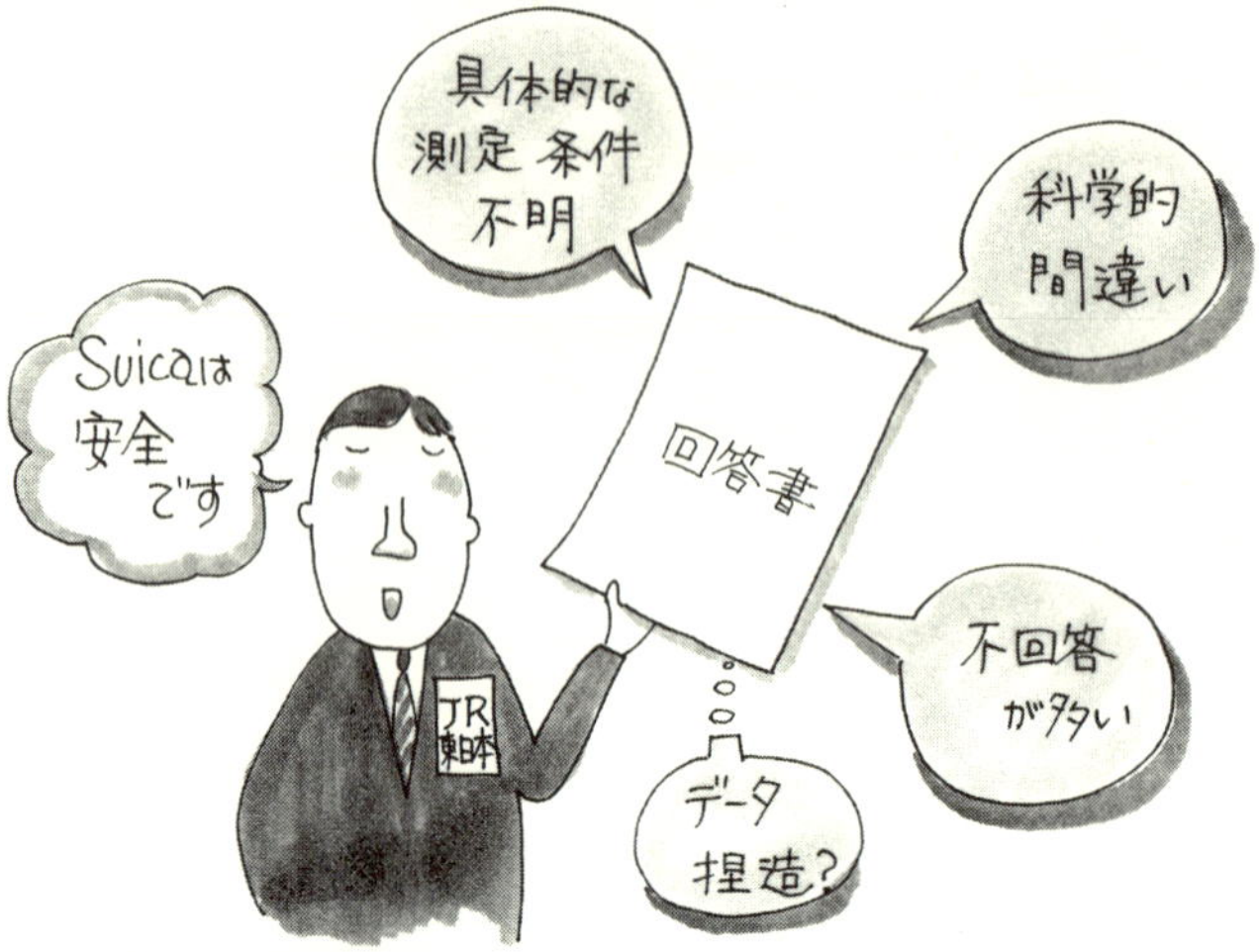
具体的な
測定条件
不明
科学的
間違い
Suicaは
安全
です
回答書
不回答
が多い
JR
東日本
データ
捏造？

回答書をよく読むと、科学的に間違っている部分も見つかりました。使用した機器は磁場しか測定できないにもかかわらず、磁場・電場の両方のデータが記載されていたのです。実際に測定したのは磁場だけで、電場は磁場の値から計算したと思われます。

しかし、それは科学的には誤りです。発信源の近くの電場と磁場は互いに独立しているので、別々に測定する必要があります。これは電磁気学のイロハです。データを捏造したのでしょうか。あるいは、こんな基本的な事項さえ理解していない人たちが担当者なのでしょうか？

いずれにせよ、こういうレベルの低い回答書をもって「Ｓｕｉｃａは安全だ」と言われても、到底納得はできません。

ＪＲ東日本は03年12月、全社的に管理体制・安全確認体制に欠陥があるとして、国土交通省から鉄道事業法に基づく事業改善命令を受けました。安全軽視の企業体質は、その後も変わっていないようです。

2 鍋が90℃になるほど強い図書館の万引防止ゲートの電磁波

国際ガイドライン値の60倍以上

図書館、ＣＤ販売店、ビデオレンタルショップに設置されている万引防止ゲート。本やＣＤに磁気テープが貼られ、レジやカウンターで処理せずに持ち出そうとすると、ゲートのセンサーが検知し、ブザーやランプで警告します。

そのときどれくらいの電磁波が出ているのか、測定してみました（図13）。計測した機種は住友スリーエムのＭ―３８０１という機器。電磁波の周波数は14キロヘルツで、ＩＨ調理器に近い周波数です。

結果は、ゲートの間の中央部で３００～６５０ミリガウス。国際ガイドライン値（62・5ミリガウ

図 13　万引防止ゲートの電磁波測定位置と結果

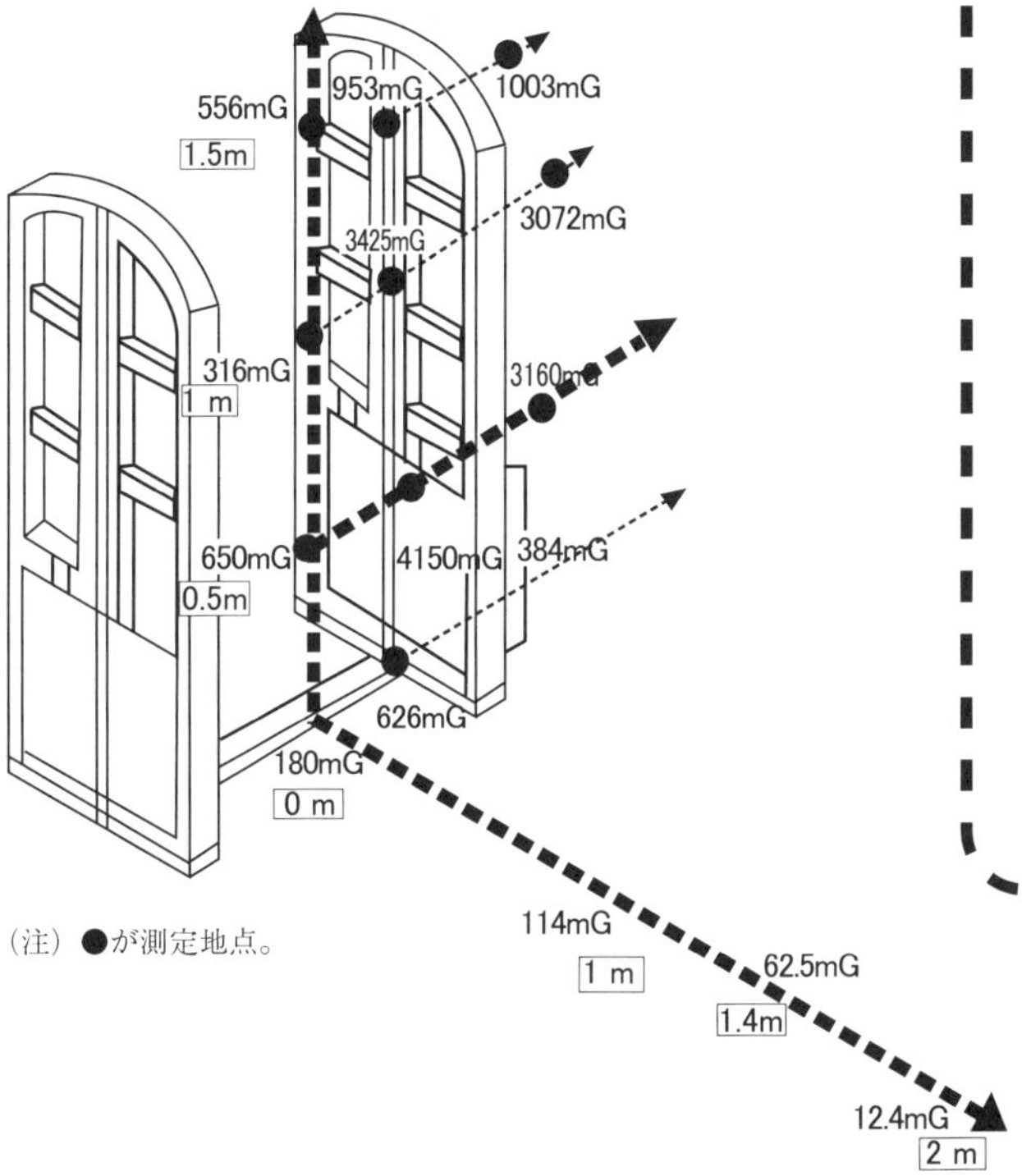

（注）●が測定地点。

ス）の10倍前後でした。両端に近づくほど値は高くなり、ゲート間近では４１５０ミリガウスと、ガイドライン値の66倍にもなりました。これは日本の電波防護基準値（９１０ミリガウス）さえ超えています。また、国際ガイドライン値の62・５ミリガウスになったのは、１・４ｍ離れた地点でした。

知らずに浴びる強い電磁波

今回は、電磁波の測定に加えて、ある実験を行いました。万引防止ゲートはＩＨ調理器と周波数が近いので、鍋を万引防止ゲートに近づけたら温まるのではないだろうかと考えたのです。実際にホーロー鍋を近づけてみると、鍋の温度は5分ほどで90℃まで上昇。素手で持てないほど熱くなりました。

ＩＨ調理器など家電製品の場合は、消費者が使うか使わないかを決定できます。しかし、図書館のような公共施設で、利用者に事前に説明して同意を得ずに、これほど強い電磁波を浴びせるのは大きな問題です。

ゲートをいちばん多く使用する図書館職員にも、電磁波の危険性についての十分な説明はなされていませんでした。しかも、取扱説明書では、図書館員に対する注意事項として、万引防止という目的を配慮してか、こう書かれています。

「一般にシステムの詳細については言うべきではありません」

「いかなる人に対しても、この情報の全て、又はいくらかでも積極的に提供する必要はありません」

「シグナルは全く無害です」

シグナルとは電磁波のことで、「全く無害です」と言い切っているのには、あきれました。

ペースメーカー利用者は要注意

総務省は03年に、電磁波の心臓ペースメーカーと除細動器*への影響について試験を行いました。その結果、ペースメーカーが影響を受けたもっとも遠い距離は２８０㎝。影響は「持続的な動

＊不整脈を治療するために体内に埋め込む医療機器。電気ショックを送り、速くて乱れた心拍を元に戻す。ペースメーカーと除細動器の両機能を備えた最新式もある。

悸、めまい等の原因になりうるが、その場から離れる等、患者自身の行動で原状回復できる」というものです。しかし、より深刻な影響が、ゲートから25cmの距離で確認されました。ペースメーカーのプログラムがリセットされてしまったのです。その場を離れても、リセットに気づかなければ、病状を悪化させる可能性があります。

除細動器の場合は最大65cm離れて影響が起きました。そして、万引防止ゲートから42・5cmの距離で「直ちに患者の病状を悪化させる可能性がある」レベルの影響が確認されました。

この結果から総務省では、ペースメーカーや除細動器装着者に対して、次の2点を勧めています。

①ゲートに正対せず、速やかに中央を通過する。

②ゲートの周辺にとどまらず、寄りかかったりしない。

要するに、最悪のケースではゲートの周辺28 0cm以内でめまいや動悸などの影響を受けるかもしれないが、離れれば元に戻るので、注意して速やかに通過しなさいということです。

ペースメーカー協議会のパンフレットでは、より慎重な言い回しで、注意を促しています。

「電子商品監視機器はわからないように設置されていることがありますので出入り口(お店の出入り口のこと)は立ち止まらないで中央付近を速やかに通り過ぎるようにしてください。突然、身体に異常(めまい、ふらつき、動悸等)を感じた場合、直ちにその場所から離れてください。もし、身体の異常が回復しなければ、直ちに専門医の診察を受けてください」

規制に後ろ向きの総務省

今回の測定では、万引防止ゲート付近で電波防護基準を超えていました。この基準を超えた場合には、一般の人が容易に出入りできないように柵などを設置する義務が課されています*。

図13の測定データでは、ゲートの内側よりも外側のほうが強い電磁波が発生していました。スーパーなどでは、ゲートの横に商品を陳列している

＊「電波防護のための基準への適合確認の手引き」総務省総合通信基盤局電波部電波環境課。

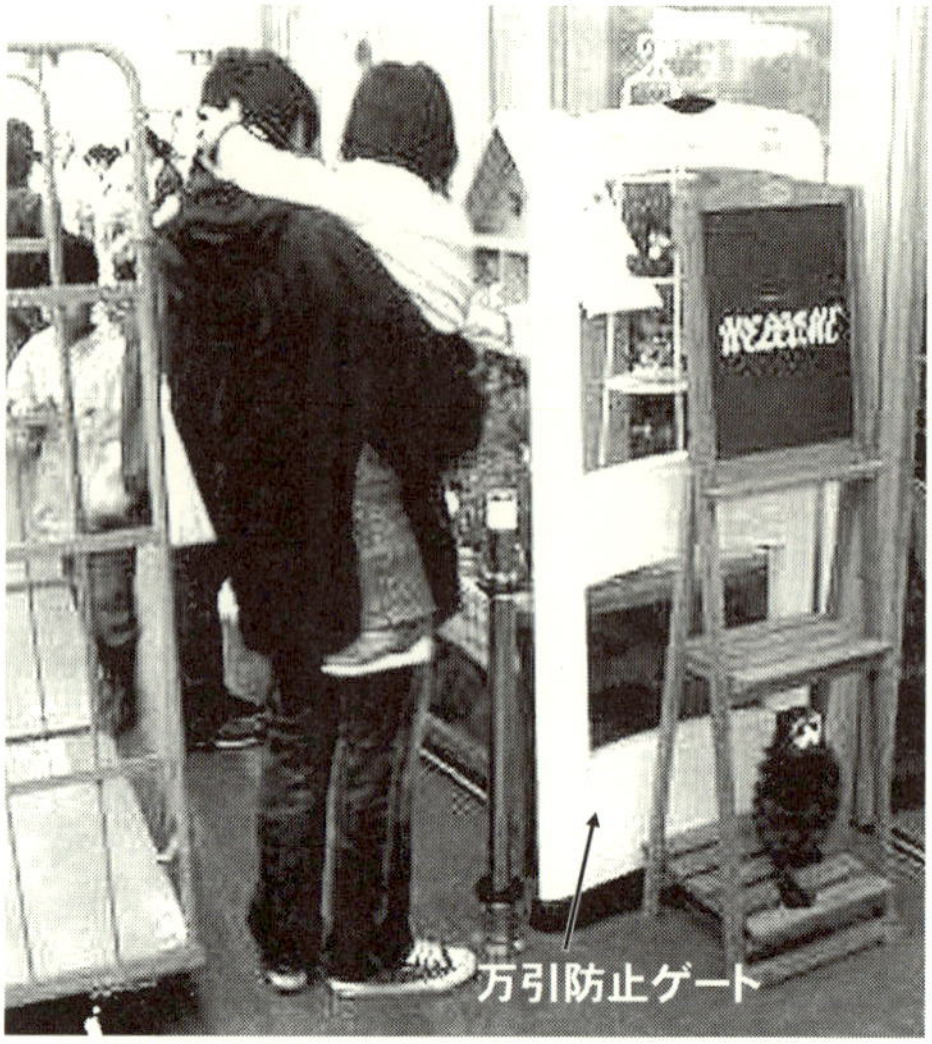

万引防止ゲートの横で商品を見る親子連れ

ケースをよく見かけます。立ち止まってその商品を見ようとすると、強い電磁波を長時間にわたって浴びることになるのです。

そこで、総務省の担当部門に問い合わせてみました。対応したのは、総合通信基盤局電波部電波環境課の野村寛課長補佐です。

――電波防護基準値を超えている場合、柵で囲うなどの安全策が必要なのでは。

「通常の感覚で言えば、本当にそんなに強力な電磁場が出ているのか信じられない」

――総務省としては確認していないのですか？

「していない。そもそも盗難防止ゲートは電波法で定める無線局ではなく、高周波利用設備という範疇に入り、免許を取る必要がない。だから、電波防護基準に合致しているかどうかの事前審査は必要ない」

――では、基準値を超えていた場合には？

「通常、人が何時間も何日も滞在する場所なのかどうかも検討する必要がある」

――何時間以上滞在しない場所ならよいという基準があるのか？

「それはない。しかし、携帯電話の中継基地局の周辺のように、日常的にずっと電磁波を受けることに対する防護基準なので、普通であれば真ん中を通り抜けて行き来するようなものに、どこまで厳格に適用する必要があるのかという問題もある。電波を出すものすべてを電波法で規制できるというわけでもない。盗難防止装置はたぶん経済産業省で管轄されていると思う」

──電波法で規制できないということ？

「ものすごく近づけば基準を超えるかもしれないけれど、その空間に少しでも入ったらダメという規制を行うのかというと……」

──基準とはそういうものではないのか。

「基準は当然、安全性に余裕をもって決めているという面もある」

──それはどんな基準も同じで、基準を超えたらすぐ影響が起きるというものではない。しかし、それでも超えたらダメというのが基準では。

「規制として設けた場合は当然そういうような運用になるが……」

対策をとらなければ基準の意味がない

基準についての考え方については、厚生労働省が定める残留農薬基準と比較するとわかりやすいでしょう。最近、中国から輸入される野菜などで残留農薬基準を超えるケースが出ています。この場合、厚生労働省は「基準値を超えたからといってすぐに影響が出るものではない」と説明しますが、その野菜は回収・廃棄されて、流通にまわらないように処置します。これが基準というものです。

超低周波の磁場については48ページで述べたように、国際ガイドライン値の250分の1で小児白血病にかかる割合が高まることが指摘されています。いまの電波防護基準は、このような発ガン性の作用をまったく考慮しておらず、基準値を下回れば安全とは到底いえません。

しかし、そうした不十分な内容であっても、法律にもとづく基準は遵守して、何らかの対応をとらなければならないはずです。

3 新東京タワー建設で電磁波汚染はどうなる？

観光の目玉として誘致

東京タワーに代わる新たな電波塔が、東京都墨田区に建設されることが決まりました。NHK、民放キー局5社が合同で構成する「在京6社新タワー推進プロジェクト」が、06年3月に正式決定。11年7月の地上テレビ放送のデジタル波への完全移行にともない、首都圏用のデジタル電波塔となります。

現在世界一のカナダ・トロントにあるCNタワー（553m）を抜き、600m級の高さになる予定です。今後は、東武鉄道を中心に事業会社を設立。事業費の500億円は出資金と借入金でまかなう見通しです。

墨田区はこの新タワーの集客力を見込んで、観光の目玉施設として積極的に誘致する意向を示していました。しかし、電磁波による健康への影響を懸念する動きもあります。

「私の家からは1kmぐらいしか離れていない。ある日突然『タワーでパワーを』というポスターが近所に貼られて、あれよあれよという間に第一候補地になった。でも、東京タワーの周辺では、諸外国の安全基準を上回る値が出たという。電磁波の健康への影響はグレーで、人体実験をやっているようなものだ」（「新東京タワーを考える会」網代太郎代表）

網代さんたちは、新タワーの建設に先立って環境アセスメントを行い、電磁波の影響の評価も含めるよう、墨田区に要求しています。

東武鉄道によれば、東京都の環境アセスメントは義務付けられていないものの、自主アセスを行う予定だそうです。

「本格的な環境アセスや詳細設計がこれから始まる。地元の理解と協力をいただくうえでも、電磁波の問題も避けては通れないと考えている」（東武鉄道広報センター福田康人主幹）

予想に反して強い電磁波が発生

電磁波についての環境アセスメントを行う際に重要なのは、周辺地域がどれくらい強い電磁波にさらされるかと、電磁波がとくに強くなる場所（ホットスポット）があるかです。そのとき、現在の東京タワー周辺の情報が参考となります。

そこで筆者は、現在の東京タワー周辺300～400mの範囲の10地点（58ページ図14）で、地上デジタル波テレビ放送、アナログ波テレビ放送、FM放送の電磁波の測定を行いました。測定器はドイツNarda社のSRM―3000。3つの放送ごとに発生する電磁波が測れます。その結果を図15（58ページ）に示しました。

地上デジタル波テレビ放送の電波の総出力は73kW。アナログ波テレビ放送の601・5kWに比べて桁違いに低いので、発生する電磁波も弱いと予想していました。ところが、予想に反して、場所によってはアナログ波放送を大きく上回るケースがあったのです。

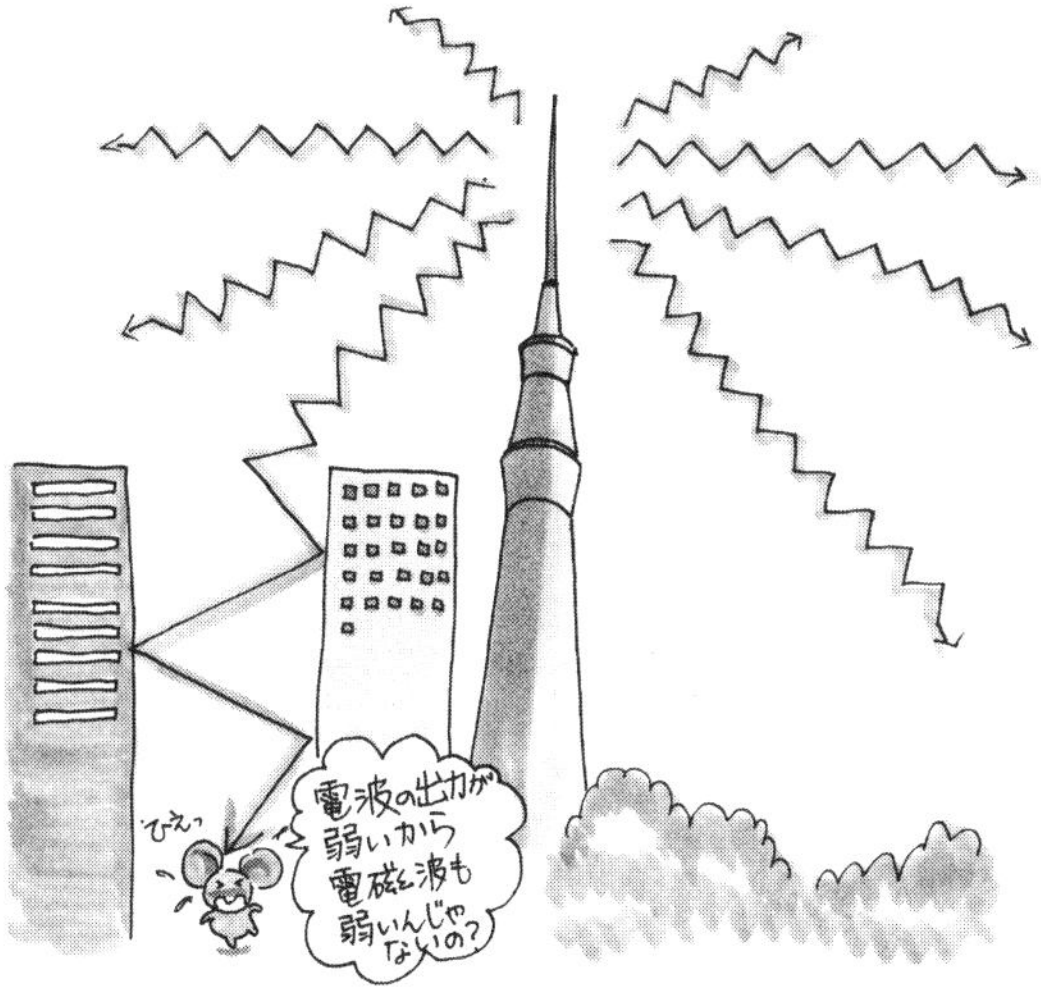
ひえっ
電波の出力が弱いから電磁波も弱いんじゃないの？

ロシアやイタリアの基準を上回る

地上デジタル波テレビ放送で使われる周波数の電磁波の国内基準値は、1㎠あたり333μWです（500MHzの場合）。それを上回る場所はありませんでした。

しかし、長期被曝による影響があるかもしれないという理由で、ロシアは1㎠あたり10μW、イタ

図14　東京タワー周辺の電磁波の測定地点

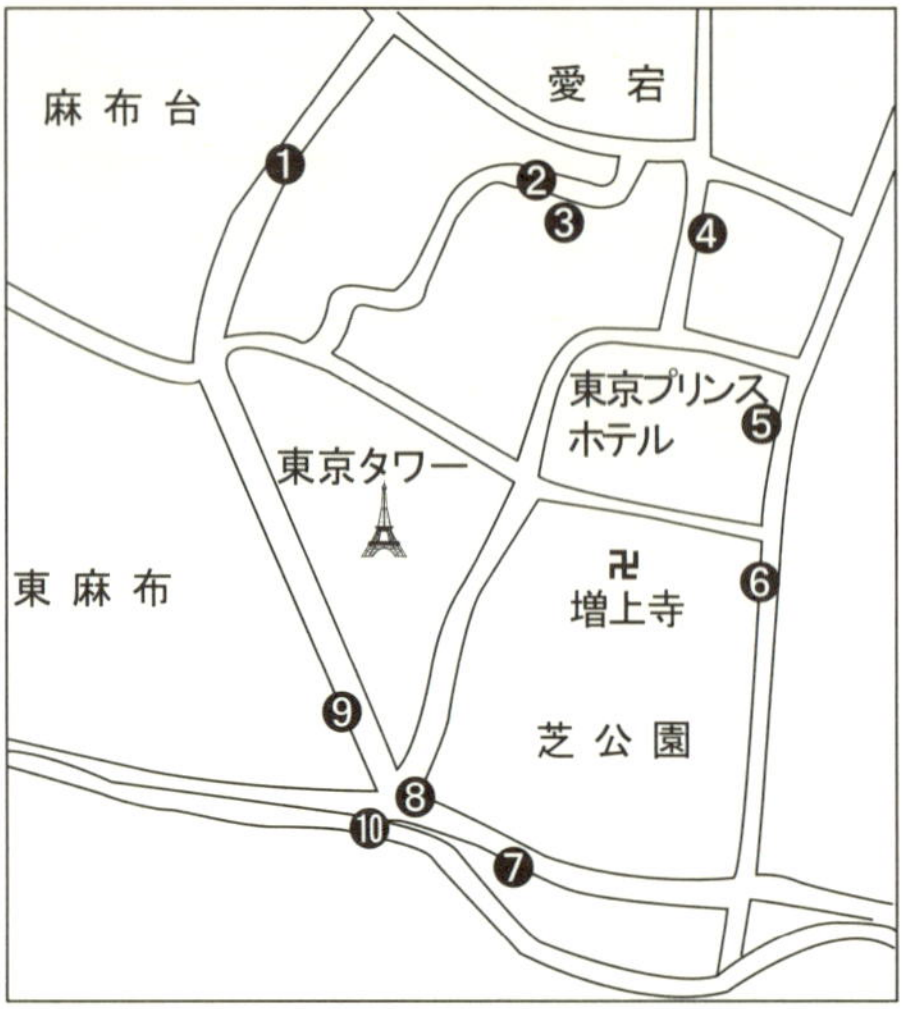

図15　東京タワー周辺の電磁波測定値

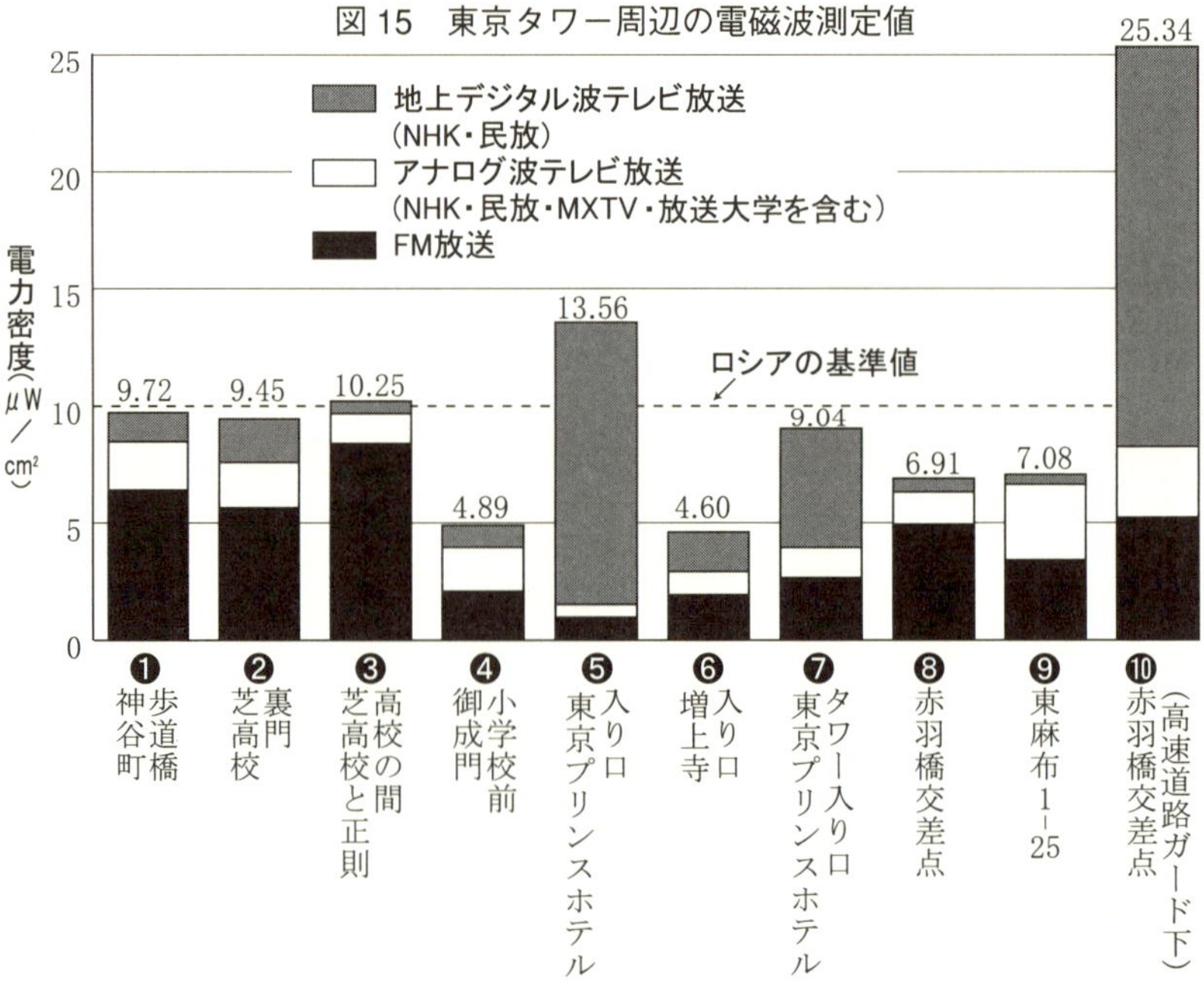

測定機：Narda 社の SRM-3000（輸入販売元：東洋メディック（株））を使用。

リアは１㎠あたり9・5μWという厳しい基準値を、それぞれ設定しています。東京プリンスホテル入り口（東京タワーからの距離424ｍ）では、地上デジタル波テレビ放送だけでその基準値を超えました（図15の❺）。電波が発信される方向には偏りが強いことが推測されます。

また、赤羽橋交差点の高速道路ガード下（東京タワーからの距離416ｍ）では、周辺の4倍近い値になりました（図15の❿）。これは、東京タワーから直接届いた電磁波に加えて、周辺のさまざまな建物や施設から反射した電磁波が局所的に集中した結果と考えられます。この場合も地上デジタル波テレビ放送だけがとくに強く、17・07μW。周辺（図14の❽と❾）の28倍（0・60μW）と41倍（0・42μW）にもなりました。

墨田区に建設される新タワーは600ｍ級の予定なので、アンテナは現在より高くなります。電磁波は距離が離れると弱くなるため、東京タワー周辺より弱くなる可能性はあります。とはいえ、今回の測定から類推すると、局地的に強いスポットが現れる可能性は高いでしょう。また、新タワー周辺には住宅地が多いので、慎重な環境アセスメントが不可欠です。

ワンセグ放送のための新タワー

そもそも地上デジタル波テレビ放送は、東京タワーからすでに放送されています。なぜ新たなタワーが必要なのでしょうか？　東京タワーを運営している日本電波塔株式会社の渡辺義久課長は、こう言います。

「家庭用のテレビだけだったら、現在の東京タワーで何の問題もない。新タワーが必要なのは、携帯電話で視聴できるワンセグ放送*のため。ワンセグ放送は移動しながら見るので、ビルの影などによる障害が起きやすい。だから、より高いところから電波を出したほうが届きやすいというのがテレビ局の言い分だ」

放送のデジタル化をもっとも強力に推進しているのは総務省。デジタル化によって現在テレビ局が占有している周波数帯の3分の1をあけることができるため、あまった周波数帯を使って、新た

＊地上デジタル波で行われる、携帯電話など移動体向けの放送。

な情報通信産業を起こそうというのが、その目的です。

しかし、国がなかば強引に進める放送のデジタル化は、テレビ局にとっては明確な収益のめどがたたず、出費だけがかさむ状態。そのなかで唯一収益が見込めるのが、携帯電話向けワンセグ放送です。ワンセグ放送自体は無料なので、利益にはなりません。でも、ドラマの主題歌や出演女優が着ている服などについて文字情報で流し、通信販売で購入できるサイトと連携して利益をあげようというわけです。したがって、地上デジタル波放送を進めるうえで、ワンセグ放送は欠かせません。

もっとも、各テレビ局はいまのところ新タワー建設に積極的に出資する予定はありません。新たな事業会社にテレビ局が出資するかどうか、話し合いもされていないようです。ある放送関係者に聞いてみました。

「テレビ局は、2011年までにすべての放送設備・機器をデジタル対応に変えなければならない。その費用だけでも各社数十億円はかかる。とても新タワーに出費する余裕はないはず」

一方、新タワーの建設・運営の主体となる東武鉄道は、強気です。

「この場所は、浅草、両国、向島《むこうじま》、隅田川があって、日本のシンボルとなりうるような立地です。また鉄道4路線*が走るうえ、成田空港と羽田空港の間を結ぶ線上にあり、どちらにも乗り換えなしで行ける。観光収入を見込んだタワー事業は十分に成り立つ」

しかし、網代さんは「東武鉄道の本業は鉄道。新タワー事業に費用を使いすぎて、本来必要な鉄道の安全対策に費やすことがおろそかにならないか」と懸念しています。私もそれに同感です。

＊東武伊勢崎線、京成押上線、都営地下鉄浅草線、東京メトロ半蔵門線。

第4章

リスキーな携帯電話

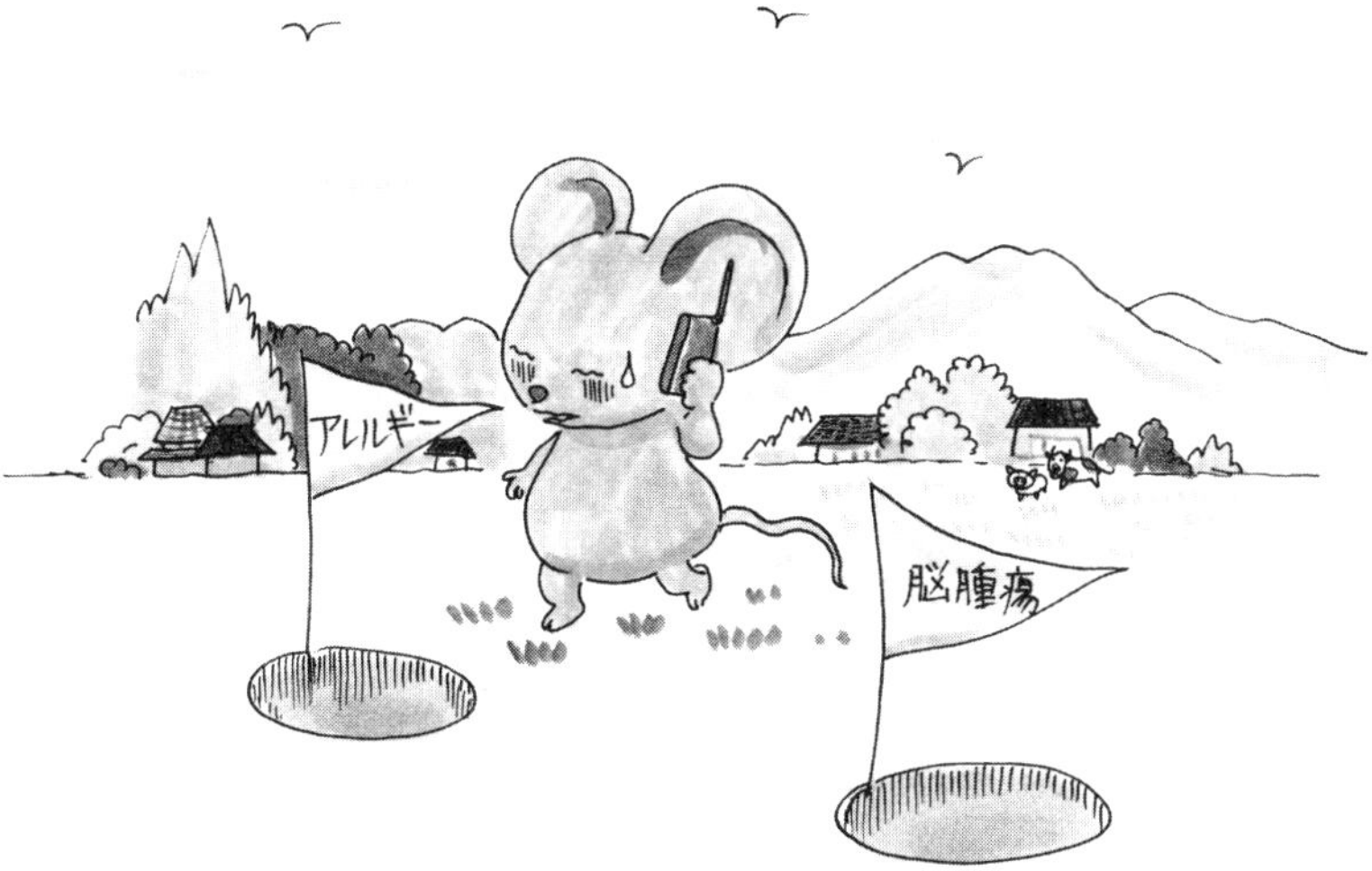

1 長期間の使用で脳腫瘍が増加

WHOが13カ国で調査

携帯電話は、中継基地局と電話機の間で電波を飛ばして情報のやり取りをする仕組みです。アンテナから電波（電磁波）を発信しているため周辺の電磁波が強く、それが頭を直撃します。

これまで行われてきた携帯電話の脳腫瘍への影響を調べる疫学調査では、「影響なし」という結果が多数を占めていました。しかし、これは携帯電話の使用期間が5年以下と短期間のものがほとんどだったからだと考えられます。

10年以上の使用期間を調べたスウェーデンのレンナルト・ハーデル博士たちの研究では、「影響あり」という結果が出ました。20～80歳の脳腫瘍患者1617人と、ほぼ同数の健康な人を対象にした調査で、携帯電話を10年以上使用した人が脳腫瘍にかかった割合は、携帯電話を使わない人たちと比べて1・77倍になっていたのです。携帯電話を通常使う側の頭にできる腫瘍に限ると、2・5倍でした。

そこでWHOでは、携帯電話の脳腫瘍への影響を調べるために、世界13カ国（35ページ参照）で疫学調査を実施中です。国際ガン研究機関が各国の調査結果をまとめて、携帯電話の電磁波による発ガン性を評価することになっています。

10年以上の使用で危険性が高まる

最近、携帯電話の使用と脳腫瘍の関連について

表6　各国の疫学調査の結果

調査国	携帯電話の使用暦	腫瘍の種類	腫瘍の場所	増加割合	95%信頼区間	発表年
デンマーク	10年以上も含む	聴神経鞘腫	特定せず	0.9	0.5～1.57	2004年
スウェーデン	10年以上	聴神経鞘腫	携帯電話を通常使う側	3.9	1.2～8.4	2004年
スウェーデン	10年以上	神経膠腫《こうしゅ》	携帯電話を通常使う側	1.8	0.8～3.9	2005年
イギリス	10年以上	神経膠腫	携帯電話を通常使う側	1.24	1.02～1.52	2006年
ドイツ	10年以上	神経膠腫	特定せず	2.2	0.94～5.11	2006年
5カ国のプール解析	10年以上	聴神経鞘腫	携帯電話を通常使う側	1.8	1.1～3.1	2005年

（注1）95%信頼区間の値が1以上になると、その差は偶然起きたのではないと判断され、「統計的有意差がある」とみなされる。
（注2）この5カ国は、イギリス、スウェーデン、デンマーク、ノルウェイ、フィンランド。ノルウェイとフィンランドの個別調査の結果はまだ公表されていない。

の各国の疫学調査の結果が次々に公表されています（表6）。

①デンマーク

トップを切って04年に公表された。脳腫瘍の一種である聴神経鞘腫《しょうしゅ》*を調べたところ、発症の割合が高まってはいなかった。

②スウェーデン

ノーベル賞の選考委員会をもつ、世界最大といわれる教育・研究機関カロリンスカ研究所の副理事長アンダース・アールボム博士たちが行った調査結果。同じく聴神経鞘腫を調べたところ、10年以上の使用者が脳腫瘍にかかる割合は非使用者の1・9倍、携帯電話を通常使う側の頭にできる腫瘍では3・9倍に上がっていた。同じグループが行った脳腫瘍の一種である神経膠腫《こうしゅ》**を調べた調査でも1・8倍だったが、統計的有意差があるとは言えなかった。

③イギリス

06年1月に公表。全体では差は認められなかったが、10年以上の使用者が神経膠腫にかかる割合は1・2倍に増加していた。

＊聴覚神経を取り巻いて支える鞘に発生する腫瘍。良性が多いが、脳の他の部分を圧迫するので、治療が必要。

＊＊神経細胞を支えるグリア細胞から発生する腫瘍。脳腫瘍の3割程度を占め、悪性の場合が多い。

④ドイツ
06年3月に公表。使用者と不使用者の間にはっきりした差はなかった。しかし、10年以上の使用者と不使用者を比べると、神経膠腫にかかる割合は2・2倍になっていた（10年以上の使用者の数が少なく（患者12人に対して対照者11人）、統計的有意差があるとは言えない）。調査責任者のシューズ博士は「10年以上の携帯電話の使用に脳腫瘍を発生させる危険性があるかどうかはまだ未解決」とコメントしている。
⑤5カ国のプール解析*
①〜④の調査データをまとめて再分析した結果、10年以上の使用者に関する通常携帯電話を使う側の腫瘍は1・8倍に増えた。

タバコやアスベストも潜伏期間は10年以上

脳腫瘍などの発症リスクを検討する場合、潜伏期間を考慮する必要があります。携帯電話によって発ガン作用が起きていたとしても、すぐにガンが発症するわけではありません。ネットでニュースを配信しているアメリカの電磁波問題専門誌『マイクロウェーブ・ニュース』は、こう指摘しています（06年1月号）。

「発ガン作用がはっきりしているタバコやアスベストの場合でも、潜伏期間は長期間にわたる。どちらも10年以下の疫学調査では、肺ガンや中皮腫の発症が増えるという結果は出ていない」

今後は、携帯電話使用暦の長い人が増えていきます。すると、疫学調査で脳腫瘍の危険性がはっきりしてくる可能性があるわけです。明確な差を示せるほどの調査結果が現在ないからといって、発症の増大を示唆するデータを無視してはいけません。

ドイツの研究が公表された際のプレスリリースでも、次のように注意を促しています。

「使用期間が長くなるほど危険性が高くなるという結果は、説得力がある。携帯電話の長期使用による脳腫瘍発症の増大は仮説であるが、注意を払う必要がある」


*すでに行われた複数の調査・研究のデータをまとめて再検討する統計手法。

2 農村で使うと危険!?

600倍以上の出力の差

携帯電話を使う場所によって、浴びる電磁波の強さに大きな違いがあることは、あまり知られていません。

携帯電話は、近くにある中継基地局との電波の通じやすさを自動的に判断して、出力を調整しています。スウェーデンのカロリンスカ研究所が行った調査では、最小で3・2ミリワット、最大で2000ミリワットと、実に625倍もの出力差がありました。同じように通話しているつもりでも、浴びる電磁波の強さには格段の違いが起きるわけです。

そこで、通話する地域によって携帯電話の出力にどれだけの違いがあるかがスウェーデンで調べられました。この調査では、地域を農村、小都市、都市近郊、都市の4つに分類。通信会社の協力を得て、各地域での通話状態の電波をモニターして、各携帯電話からの出力を記録しました。

農村での通話は半分以上が最大出力

各地域ごとの出力の大きさを分類した結果が図16です。農村では、最大出力(2000ミリワット)で電波を発信している時間が圧倒的に長いことがわかります。逆に、最小出力(3・2ミリワット)で発信している時間はとても少ないですね。316ミリワット以上の出力は、すべて農村が最大割合を占めています。

図16　地域による携帯電話の出力の違い

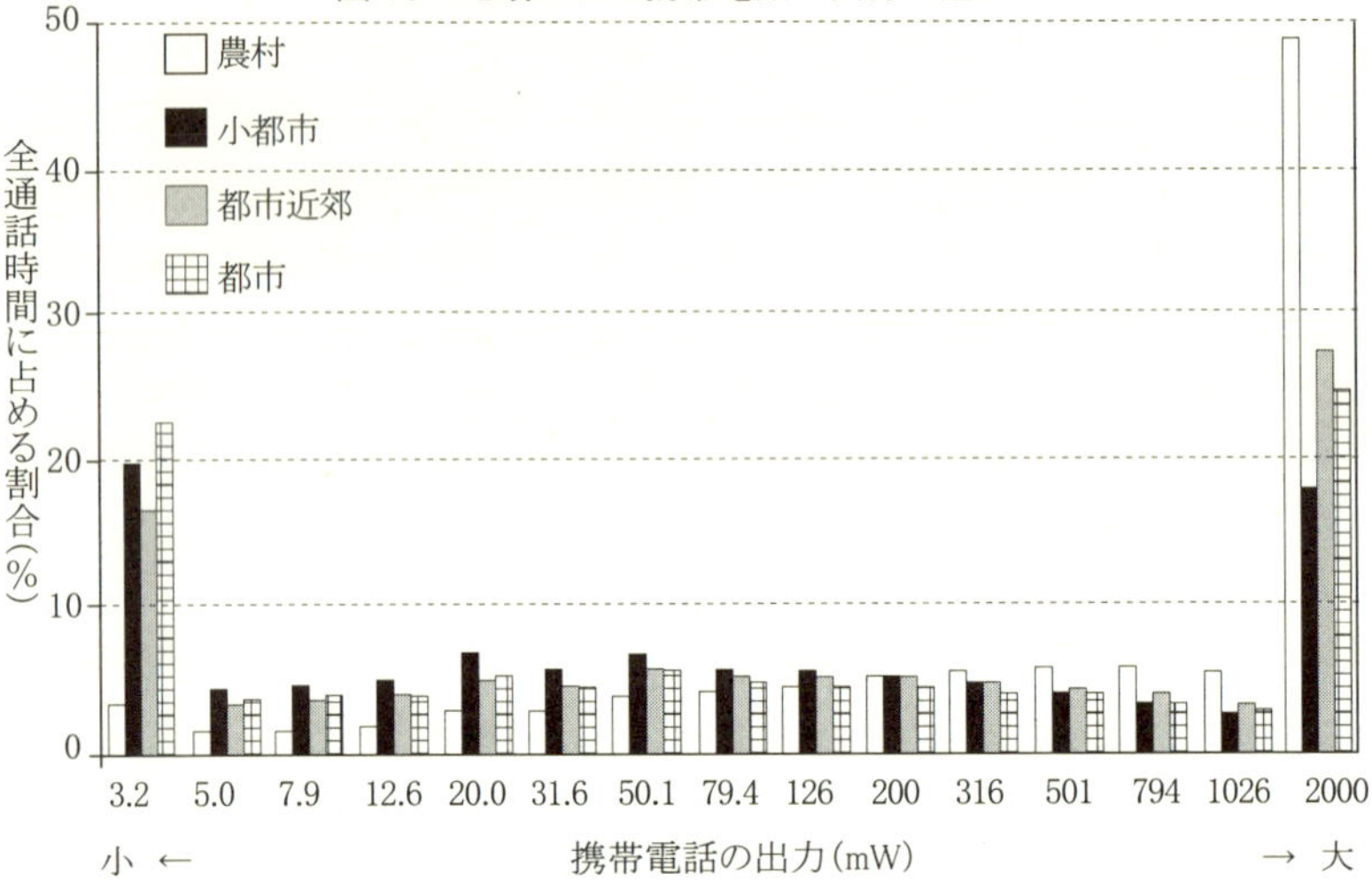

(注) 平日の日中に測定した。
(出典) Lonn S., et. al., "Output Power levels from Mobile Phones in Relation to the Geographic Position of the User", Abstracts for the Bioelectromagnetics Society Annual Meeting, 2003.

農村では通話時間の50%が最大出力だったのに対して、都市では25%にすぎません。最小出力で通話している時間は、農村がわずか3%だったのに対して、都市では22%もありました。

人口が多い都市では通話数が多くなるため、カバー範囲が小さい小型の中継基地局が乱立しています。その結果、携帯電話と中継基地局との距離が比較的近くなり、携帯電話からの出力は小さく抑えられているのでしょう。一方、人口密度の低い農村では、通話数が比較的少ないので、1つの中継基地局が広い範囲をカバーします。このため、携帯電話と中継基地局との距離が遠くなりがちで、携帯電話が発信する電磁波も強くなるのです。

農村では脳腫瘍にかかる割合が都市の3倍

では、出力の違いで私たちの健康に影響が出るのでしょうか？　その可能性を裏付ける疫学調査も発表されています。

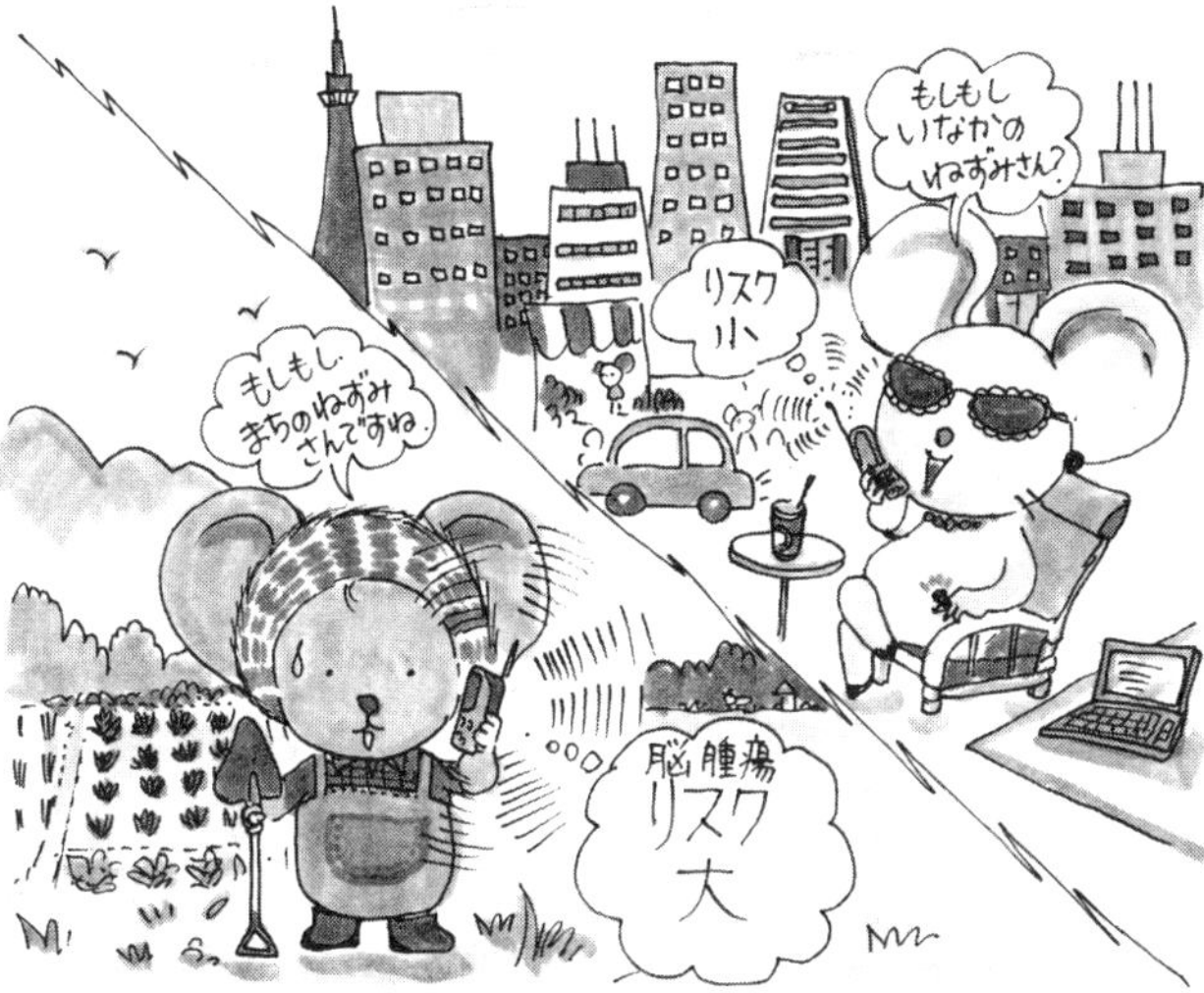
もしもし
いなかの
ねずみさん?
リスク
小
もしもし
まちのねずみ
さんですね.
脳腫瘍
リスク
大

それは、スウェーデンにあるオレブロ大学病院のレナート・ハーデル教授たちが行った調査。20歳から80歳までの悪性または良性の脳腫瘍を患った1400人と、同数の健康な人たちを対象に、携帯電話、コードレスフォンの使用暦を調べました。

その結果、農村で3年以上携帯電話を使っている人は、都市での使用者に比べて脳腫瘍にかかる割合が3倍も高くなっていたのです。5年以上使用している場合は4倍、悪性の腫瘍に限定して比べると8倍にもなっていました。ハーデル教授はこう述べています。

「今回の調査では症例数が少ないため、断定的なことはまだ言えない。しかし、農村で携帯電話の出力が高くなることが原因だと推測される」

日本では、地域ごとの出力差に関する調査は行われていません。通信会社の協力が得られないからです。総務省の生体電磁環境研究推進委員会*で行った可能性はありますが、少なくとも公表された資料は見あたりません。しかし、スウェーデンで脳腫瘍にかかる割合がはっきり高くなっている以上、日本でも調査をすすめるべきです。

＊8章3参照。

3　アレルギーが悪化

1時間の携帯使用で湿疹が増大

携帯電話の電磁波を浴び続けるとアレルギーが悪化するという研究が報告されています。実験を行ったのは、大阪府守口市にある守口敬任会病院アレルギー科部長の木俣肇医師です。

アトピー性皮膚炎の患者26人（21歳〜52歳の女性14人、男性12人）に、事前了解を得て携帯電話の電磁波を浴びせて、アレルギー反応の変化を調べました。患者には、イエダニとスギ花粉の両方にアレルギー反応があります。電磁波を浴びせる前と後で、イエダニとスギ花粉を使った皮膚プリックテスト（針で引っかいて傷をつけた皮膚に、アレルギーを起こす物質のエキスを塗って反応を調べるアレルギー検査方法）を行い、15分後に湿疹の大きさを計測しました。

携帯電話を長く持ち続けるのは疲れるので、実験では首にくくりつけて、あごの下4㎝に固定。音声なしの通話状態にして、電磁波を1時間浴びせました。実験は、同じ条件で、1週間おいて2回実施。最初は実際に電磁波を発信させ、2回目には発信させませんでした。どちらの実験で電磁波が出ていたのか、患者には知らされていません。

実験の結果、実際に電磁波を浴びた場合にかぎり、イエダニによる湿疹が25%、スギ花粉による湿疹が31%増大。ストレスによって体内で発生し、アレルギー反応を促進する物質の血液中濃度も、上昇しました。

そのメカニズムを解明するために、木俣医師は体の免疫システムへの影響をさらに調べました。今度の対象は、天然ゴム（ラテックス）にアレルギー反応をもつアトピー性皮膚炎の患者30人。同じように携帯電話の電磁波を浴びせて、その前後で血液中のラテックスに対するアレルギー反応を起こす抗体（ＩｇＥ）の発生量を比較しました。すると、電磁波を浴びせた場合だけ、ＩｇＥ抗体が1・7倍に増えたのです。これは、携帯電話の電磁波が人体や細胞の免疫システムに影響を与えていることを示唆しています。

自覚はないが、ストレスになっている

木俣医師は同様の実験を、パソコンを2時間使用した場合、テレビゲームを2時間使用した場合でも行い、アレルギー反応の悪化を確認しました。逆に、モーツァルトの音楽を聞かせると、症状は改善しました。これは、パソコンやテレビゲームの使用がアトピー性皮膚炎の患者にとってストレスになっていることを示しています。

ただし、これらの要因は患者に自覚できます。携帯電話の電磁波の場合は、本当に電磁波が発生しているかどうか患者にはわからないようにしたのに、電磁波が発生している場合にだけ反応しました。したがって、電磁波は、自分では感じないにもかかわらず、パソコンやテレビゲームと同じようなストレス要因となっていると考えられるのです。

一方、アレルギー性鼻炎の患者に同様の実験を行ったところ、変化は現れませんでした。木俣医師はこう推測しています。

「アトピー性皮膚炎のほうが、いろいろな環境の刺激で症状が悪化しやすく、電磁波の影響を受けやすいのではないだろうか」

この結果は、電磁波の影響を受けやすい人と受けにくい人がいることも示していると言えるでしょう。

4 携帯電話の電磁波で大脳皮質が興奮する

97年12月に起きた、ポケモン事件を覚えていますか？　人気アニメ番組「ポケットモンスター」を見ていた全国の小学生たち約100人が、突然けいれんを起こしたり、気分が悪くなってしまった事件です。テレビから流れる断続的な光の刺激で、子どもたちの脳の神経細胞が過剰に興奮したことが原因でした。

使用1時間後も脳の神経細胞が興奮

動物実験で携帯電話の電磁波を脳へ浴びせると、脳の神経細胞が興奮します。こうした異常な興奮が、携帯電話を使うたびに人間の脳内でも起きていることが確認されました。イタリアのローマの病院でフロリンダ・フェレーリ医師たちのグループが行った実験です。

20歳から36歳の15人の男性ボランティアを対象に、携帯電話の電磁波を45分間照射し、その前と直後、そして1時間後に大脳の運動皮質の働きを検査しました。運動皮質は脳の側面の一番外側にあり、携帯電話を使用するともっとも近づく部分です。

その結果、15人中12人で携帯電話に近い左側の脳の運動皮質で、神経細胞の過剰な興奮を確認。その状態は1時間後も継続していました。一方、反対側の右側の脳では、逆にわずかながら神経細胞の活動が抑制されていました。

「自分の子どもには使わせない」と語る専門家

実験結果をうけてフェレーリ医師たちは「てんかんなどの症状のある人には、脳細胞の興奮により何らかの影響が及ぶ可能性もある」と指摘しつつ、因果関係については慎重です。

「携帯電話の使用が脳に悪影響を及ぼすことが証明されたわけではない。逆に、脳疾患のある患者に有益な影響が及ぶかもしれない。こうした影響を実証し、ますます普及が進む携帯電話の安全な使用ルールを提案するためには、さらなる研究が必要だ」

実は、この実験は、テレコムイタリアモバイルという通信会社の助成金によって行われました。慎重な表現は、そうした事情を考えれば当然でしょう。悪影響が強調されれば、今後の研究費が凍結される可能性があるのですから。

この実験を報道したアメリカのニュースで、ニューヨーク大学医学センター脳研究室室長のロイ・ジョン博士は、こうコメントしました。

「非常にすぐれた実験だ。影響がはっきりと現れている。しかも、1時間後も継続している。つまり、携帯電話が何の影響もないとは言えないということだ。脳への何らかの影響はある。問題はそれがよい影響か悪い影響かわからないことだ」

たしかに、薬になるものは毒にもなります。だから、医薬品や医療機器には、実用化の前に厳しい安全性試験が課されているのです。ところが、携帯電話には何の事前検証も必要とされていません。

ロイ博士は、若者の携帯電話の使用を懸念していると述べています。

「もし自分に子どもがいたら、携帯電話は使わせないだろう。親に迎えに来てもらう時間を知らせるような短時間の通話だけなら問題にならないかもしれないが、子どもの15分以上の長電話は問題になるだろう」

5 電磁波被曝が労災認定された

脳腫瘍の原因は電磁波

アメリカで、職業的な携帯電話の使用による電磁波被曝を脳腫瘍の原因と認め、労災と認定する判決が下りました。世界で初めての判決です。

シャレーサ・プライスさんはカリフォルニア州で、新しく携帯電話の契約をした顧客に対して、データを設定して渡す仕事をしていました。毎日、数時間は携帯電話を使用。職場には試験用の発信装置などが備えてありました。99年のある日、プライスさんはちょっとした頭痛と眼の痛みを感じます。初めはいつもの鼻炎だと思いましたが、頭痛がひどくなり、嘔吐。発作も起こり、病院で検査したところ、脳腫瘍と診断されたのです。

そして解雇され、健康保険も取り消されました。労災を申請しましたが、却下されてしまいます。

その後、プライスさんは腫瘍の摘出手術を受けて成功。先住民族であった彼女は、州政府による先住民向けの特別医療サービスとして、手術後に伝統的な代替医療を受け、徐々に回復しました。

職場で浴びたマイクロ波が脳腫瘍の原因だと思ったプライスさんは、労災認定を再申請。証言を依頼するために、電磁波の健康への影響に関する研究者を探し回り、著名な毒物学者ナッハマン・ブラウトバール博士[*]に出会いました。

3万ドルの支払いを認める判決

05年5月、医療費その他の経費として3万ドル

＊大企業による六価クロムの水質汚染事件で全米史上最高額の和解金を勝ち取った訴訟の証言者。この事件は「エリン・ブロコビッチ」という映画にもなった。

の支払いが認めれました。職場で浴びたマイクロ波と脳腫瘍との関連が労災として認められた最初のケースです。ブラウトバール博士は言います。

「完全な証拠を突きつけたわけではない。これまでの研究データを使って、判事に対して『携帯電話による電磁波被曝が原因であると考えるほうが合理的である』と説得しただけだ」

アメリカでは携帯電話による脳腫瘍について、各地で経営者に対する損害賠償訴訟が起きています。02年にはワシントンDCの連邦地方裁判所で、証拠不十分で却下という判決が下されました。しかし、プライスさんのケースで労災が認められたことで、流れが変わる可能性も出てきました。アメリカでの訴訟の行方が注目されます。

6 アメリカの集団訴訟で逆転勝訴の可能性

アメリカでは、携帯電話メーカーと通信会社に対して、すべての顧客にアンテナを頭から離すためのイアホンマイクの無償提供を求める集団訴訟が提訴中です。02年に連邦地方裁判所で棄却されたものの、05年に連邦最高裁判所が連邦地裁判決を不当とする判決を下しました。その結果、より民主的と言われる州裁判所で再開されることになり、原告勝訴の可能性が大きくなっています。

企業寄りの連邦地裁で不当判決

集団訴訟は01年に、ジョージア、ニューヨーク、ペンシルバニア、メリーランド、ルイジアナ各州の州裁判所に提訴されました。提訴内容は次のとおりです。

「電磁波の危険性や、イアホンマイクの使用によって携帯電話を頭から離せば被曝量を減らせるという事実を企業が故意に隠していたことは、各州で定める消費者保護法やPL法(製造物責任法)に抵触する。それゆえ、すべての顧客に対してイアホンマイクを提供し、損害賠償を支払え」

しかし、「携帯電話の通信ネットワークは全国的な問題である」という理由で、訴訟は州裁判所から連邦地方裁判所に移されました。アメリカは州の権限が強く、連邦法に抵触しない範囲で州独自の司法制度をもっています。連邦地裁は一般に大企業よりと言われ、環境問題、消費者保護、人種差別などに関する訴訟は州裁判所が有利と言われています。*

今回の訴訟も連邦地方裁判所に移された結果、03年に連邦通信法に基づいて、原告の訴えが棄却されました。理由は次のとおりです。

「連邦通信委員会(FCC)が定める安全基準値を満たしているかぎり、州政府は健康への懸念を理由に通信施設の建設を阻止したり移設を求めたりすることはできない」

安全性が注目を浴びる

これに対して原告は、連邦地方裁判所の判決内容だけでなく、そもそも連邦地裁への移管が不当として、各州の裁判所への差し戻しを求めて控訴。連邦控訴裁判所は05年3月に訴訟を州裁判所に差し戻す判決を下したのです。すると、今度は被告の企業側が連邦最高裁判所に控訴しました。

「携帯電話のネットワークは全米レベルの問題で、国家安全保障上も重要。州によって通信施設の許可条件が違うと、混乱のもとになる」

しかし、連邦最高裁判所は「携帯電話機は通信施設とは言えない。原告が求めているイアホンマイクの提供の是非は、州レベルで判断すべき問題である」として、05年10月31日に連邦控訴裁判所と同様の判断を下し、判決が確定しました。今後、各州で裁判が再開される見込みです。携帯電話の安全性に関する集団訴訟は、ふたたび社会的注目を浴びるでしょう。

＊化学物質問題市民研究会のホームページ(http://www.ne.jp/asahi/kagaku/pico)に、集団訴訟を連邦地裁に移管しようとする動きについての日本語訳が掲載されている。

第5章

徹底検証・電車で携帯を使うとどうなる!?

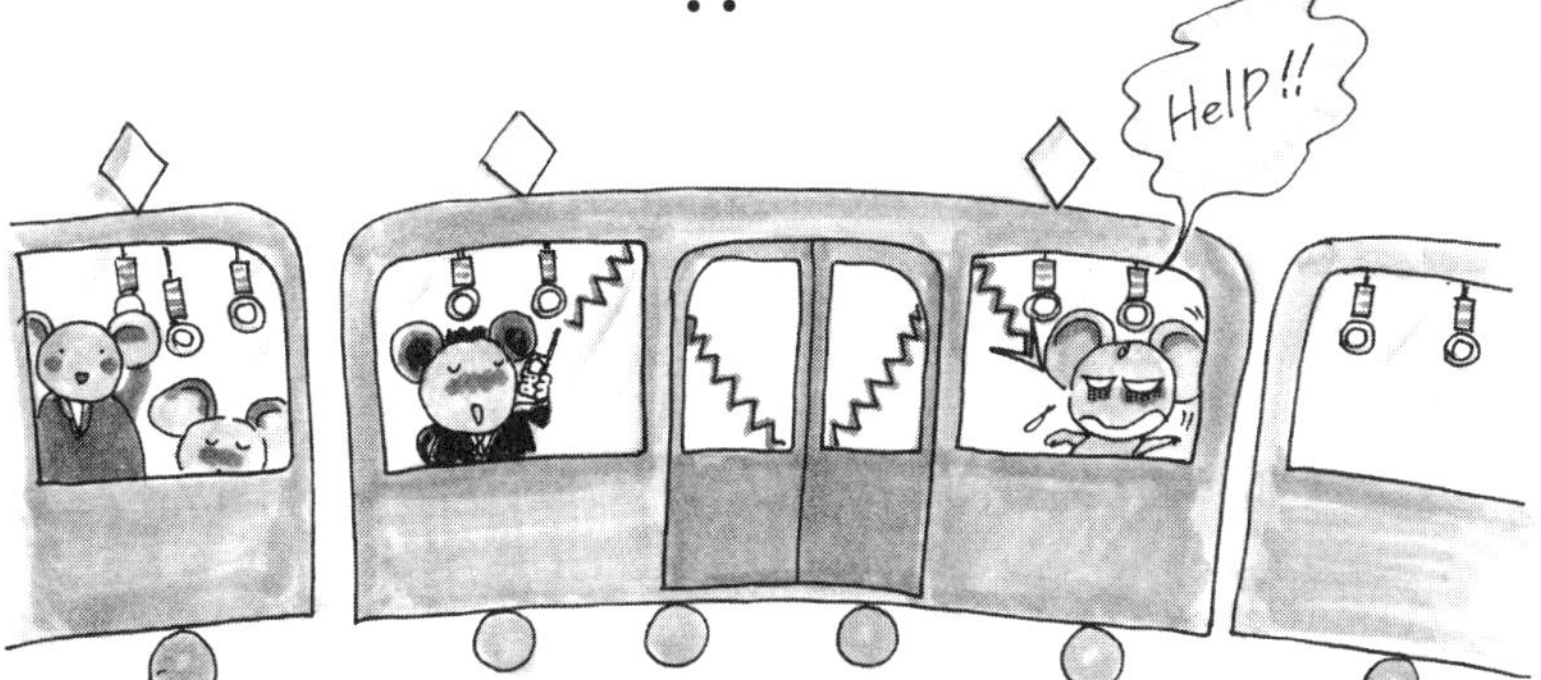

1　電車内に電磁波が充満？

「優先席だけ電源オフ」でいいのか？

首都圏で電車に乗ると、こんなアナウンスが繰り返し流されています。

「車内の優先席付近では携帯電話の電源をお切りください。それ以外の場所では、マナーモードに設定のうえ通話をお控えください」

03年8月にJR東日本が中心となって関東地方17の鉄道事業者が、携帯電話マナーを統一しました。JR東日本によると、このマナーは「ペースメーカーなど医療用電気機器をお使いのお客様に、安心して電車をご利用していただくため」のものだそうです。*

ルールを決める際に参考にされたのが、次の指針です。

「携帯電話の電波による影響を受けないためには、携帯電話端末をペースメーカーから22㎝程度以上離すこと」**

この指針は、22㎝以上距離があいていれば、携帯電話の電磁波はペースメーカーに影響を与えないとしています。それで、ペースメーカー使用者は優先席に座り、その付近だけ携帯電話の電源を切ってもらえば大丈夫という理屈です。だが、そこには大きな見落としがあります。

電車内で電磁波は反射し、充満する

指針の22㎝は、電磁波が反射する状況にない開放空間で確認された距離です。たとえば北海道の

＊JR東日本のニュースリリース、03年8月29日。http://www.jreast.co.jp/press/2003_1/20030813.pdf

＊＊「医療用電気機器への電波の影響を防止するための携帯電話端末等の使用に関する指針」電波環境協議会。http://www8.ocn.ne.jp/~tsuzuki/shishin.htm

大きな牧場の真ん中で携帯電話を使った場合、22cm以上離れていればペースメーカーに影響を与えません。しかし、電磁波は金属に当たると反射します。電車、バス、エレベーターなど金属に囲まれた環境は、私たちの日常生活のなかでごく一般的です。指針には、そうした反射の影響のある場所で電磁波を発信した場合は想定されていません。

電車内で50人が携帯電話を使うと、電磁波の反射によって国際ガイドライン値の数倍にも達しうるという論文を、東北大学大学院理学研究科の本堂毅氏が02年に発表しました。

論文のきっかけは、通勤電車でヘッドホンステレオで音楽を聴いていたら、「ブッブツ、ブッブツ」という不快なノイズ音が頻繁に聞こえたこと。車内を見渡すと携帯電話が使われていて、メールやインターネットへのアクセスでボタンをクリックするたびに雑音がしました。補聴器に影響が出ていないかと販売店に話をきいたら、同じような被害が多発。車内で補聴器の電源をオフにせざるを得ず、車内アナウンスがよく聞き取れないという苦情が寄せられていたそうです。

「携帯電話の使用は、電磁波に関する知識をもたない不特定多数の市民の気まぐれな行動。したがって、現実に起こりうる最悪条件でどの程度の被曝が生じるのかを想定する必要があるのではないか。たとえば、満員の山手線や中央線の電車で事故が起きたと仮定する。乗客がいっせいに携帯電話を使用した場合、車両内の電波の総出力はCS放送の人工衛星からの出力(数十ワット)をも超える。それが問題にならないのかどうかを確認する必要がある」(本堂氏)

測定して確認する必要がある

論文は国内外のメディアに取り上げられ、[*] 専門家からは二つの反論が寄せられました。

①電波は距離の2乗に比例して弱くなるから、携帯電話と反射する壁までの距離が遠ければ反射の影響は無視できる。

これは、「物理学の基本法則が理解されていない例だ」と本堂氏は指摘します。電磁波の拡散と

＊BBC02年5月1日、『朝日新聞(夕刊)』02年6月3日。

散逸（散ってなくなること）を混同しているからです。反射のない場所では、距離が離れるにつれて電磁波は弱くなります。それは、電磁波が広がって薄くなった（拡散）からです。全面が金属製の部屋で電磁波を発生させると、広がった電磁波は壁に反射して、部屋の外へは出ていきません。したがって、単純に距離が遠くなれば弱くなるとは言えないのです。電波にとって金属は、光にとっての鏡に相当します。ろうそく一本の明かりでも鏡で囲むと明るさが増すのと同じ理屈です。

②携帯電話からの電波は、多くが使用者によって吸収される。その分が考慮されていない。

たしかに論文で出された値は、利用者自身の吸収などの要素は考慮していません。事実、携帯電話を頭に近づけて使った場合、電磁波の50％程度が頭に吸収されるという研究もあります。しかし、イアホンマイクを使用した場合や、メールを発信するなど身体からある程度離して使った場合は、使用者に吸収される割合は減ります。

発生する電磁波の強さは条件によって変化しますが、反射の起きない条件で確認された22㎝という安全距離を実際に測定もせずに電車に適用できないことは明らかです。本堂氏は測定を呼びかけましたが、総務省電波環境課はその必要性を認めていません。

「携帯電話と、反射する壁までの距離が遠ければ電磁波強度は減衰するし、実際に基準値を超過する事態は起こりにくいのでは」（『朝日新聞（夕刊）』02年6月3日）

しかし、現状では、反射の影響をまったく考慮していない指針が一人歩きしています。少なくとも、反射が起きる環境で携帯電話を使った場合に、以下の3点の調査が必要ではないでしょうか。

①最悪の事態ではどれくらいの強さの電磁波が充満するのか。
②局部的に電磁波の強い場所が発生しないか。
③22㎝以上離れていれば、ペースメーカーへの影響が起きないと断言できるのか。

2 反射の影響で電磁波が２０００倍に

模擬実験を行ってみた

総務省は、電車内で電磁波がどれだけ強くなるのか確認する意思がないようです。そこで、筆者は本堂氏たちと協力して、電車のような金属で囲まれた状態で携帯電話を使った場合、数値がどう変化し、どれだけ強くなるのか、実際に測定してみることにしました。

とはいえ、乗客が乗っている電車内で測定するわけにはいきません。代わりになるものを探してまわりました。東京郊外では最近、空き地にコンテナを並べて物置スペースとして貸し出すビジネスが増えています。いくつかの倉庫会社に電話して、「電磁波の測定をしたいので倉庫を一日貸してほしい」と交渉しましたが、すべて断られました。最低でも一カ月以上の長期レンタルが前提で、一日貸しはしていないというのです。

次に、輸送用コンテナを所有している海運会社に10件近く電話。不審に思われたのか断られ続けましたが、ようやく川崎市川崎区東扇島の埠頭においてある冷凍コンテナを一日だけ貸し出してくれる会社が見つかりました。

コンテナは、長さ５・５ｍ、幅２・３ｍ、高さ２・２ｍ。ステンレスとアルミ合金でできています。電磁波の発信装置は、出力０・15ワットの無線機を使用しました。本物の携帯電話を使用するのが望ましいのですが、携帯電話は中継基地局との電波の通じやすさに応じて自動的に出力をコントロールするため、出力が一定になりません。そ

図17　電車内の電磁波を測定した模擬実験

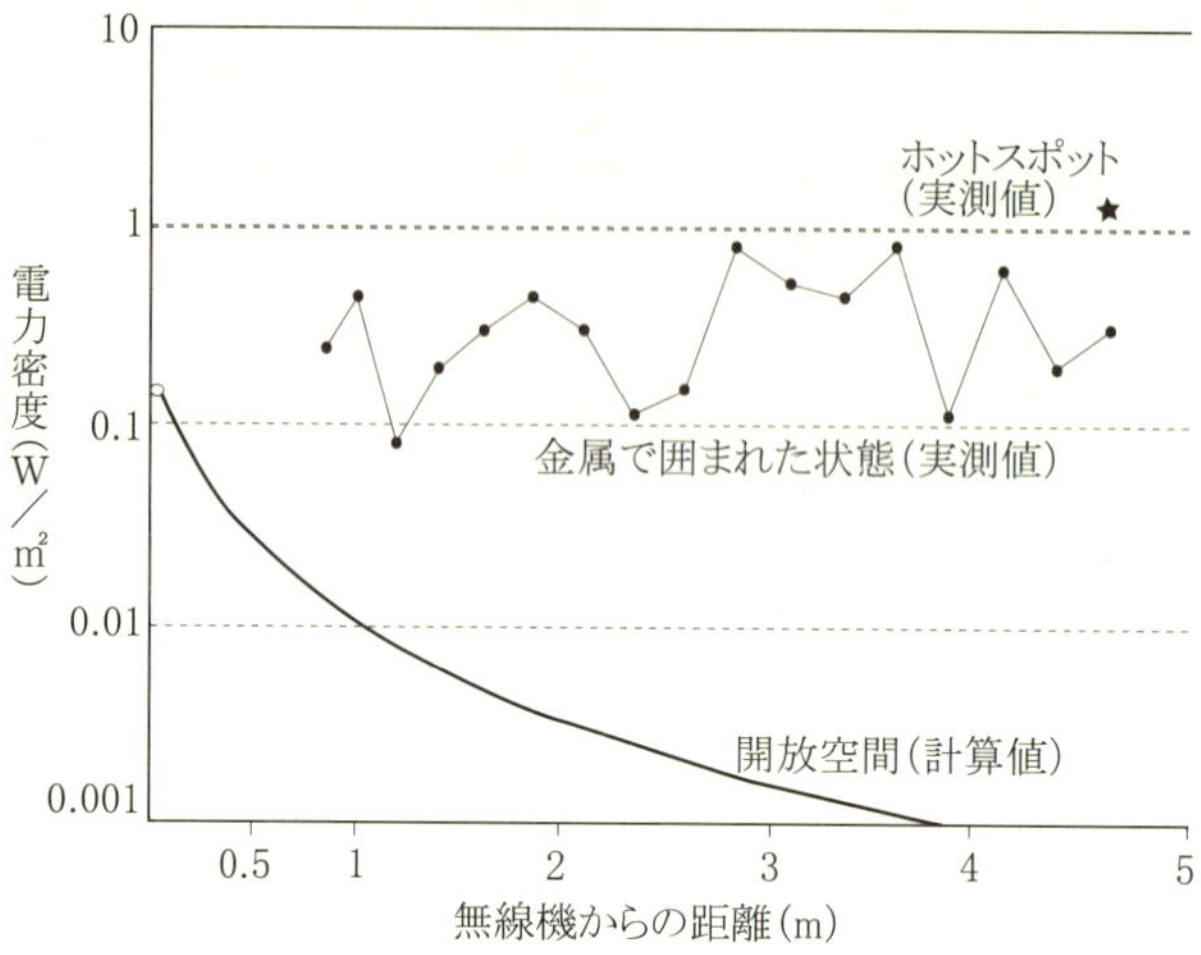

れで、無線機を使ったのです。

4・6m離れた地点で2000倍

まず、電磁波を発信させた状態の無線機をコンテナの奥の段ボール箱の上に置きました。そして、測定器を徐々に離していき、値の変化を記録した結果が図17です。縦軸の電力密度が電磁波の強さを表しています。

開放空間で同じ測定を行った場合、無線機と測定器の距離が離れるにしたがって、値は下がっていくことが知られています。しかし、コンテナの中では、反射の影響で、遠く離れても電磁波が弱くなりませんでした。図17の折れ線グラフは、ある直線上で測った数値です。また、最大値を記録したのは4・6ｍも離れた地点（ホットスポット）。反射するもののない環境と比べると、２０００倍も強い値でした。

エレベーターの扉を開けていても、最大1000倍

その後、本堂さんたちは東北大学の研究塔のエレベーターでも測定を実施。２人が中に入って、ドアを開けたままの状態で測定したところ、無線機のアンテナから2・6ｍ離れた地点でようやく、開放空間であれば10㎝離れた地点と同じ程度

の値まで弱くなりました。

エレベーター内の電磁波の強さの分布をコンピュータを使ってシミュレーションした結果が口絵2です。オレンジ色の部分が電磁波の強い場所です。反射の影響で、エレベーター内のあちこちで強い電磁波が発生しているのがわかるでしょう。無線機のアンテナから1・8m離れた地点では、開放空間の値の1000倍になっていました。

口絵3は、壁の反射がまったくないと想定した場合の値。オレンジ色は無線機のアンテナのすぐ近くだけです。離れるにつれて紫色(Aの部分)になり、電磁波が弱くなっていることがわかります。

誰でもできる簡単な実験

反射が起きる環境を再現した電磁波の測定には、素人でもできる方法もあります。

①できるだけ大きな段ボール箱(なるべく長辺が60cm以上)を用意し、内側にアルミ箔を張って、電車などの金属製の状態を再現する。

②段ボール箱の片側にマイクロ波が測れる電磁波測定器*を置く(マイクロ波が干渉するAMラジオや補聴器でもよい)。反対側に携帯電話を置いて通話状態にする。

実際に測定してみました。段ボール箱の上蓋を開けて、反射の影響を起きにくくした状態では、電磁波測定器の針はまったく振れません。しかし、蓋の片側を閉めて電磁波の反射率を高めると、測定器の針は激しく反応しました。測定器の位置を変えて測定すると、値は変化します。箱の中で電磁波の強い部分と弱い部分が混在しているからです。

*セルセンサーなど。

3 電車内ではスイッチを切ろう

電車のような金属の箱の中で、携帯電話の電源を切る場所と切らなくてよい場所を分けることのナンセンスさを、前の二つの実験が証明しています。

飛行機では以前、機内の前方が喫煙席、後方が禁煙席と分かれていました。その後、受動喫煙の害が明らかになるにつれ、気密性の高い機内で、何の仕切りもせずに喫煙席と禁煙席を設けることの無意味さが広く知られるところとなります。いまでは、すべて禁煙になりました。ただし、相変わらず仕切りがない状態で禁煙席と喫煙席を決めているレストランや喫茶店があります。

携帯電話も事情は同じ。ただし、煙のように臭いがしないから気づきにくい分、問題が大きいのです。しかし、電源を入れてよい車両といけない車両を分ければ、完全に分離できます。鉄道会社は一日も早く、携帯電話のルール改正を行うべきです。

この問題は、ペースメーカーや補聴器を付けていない人だから関係ないとは言えません。37ページで紹介したように、携帯電話の電磁波が脳の血管に有害物質が進入するのを防ぐバリアの働きを弱くし、神経細胞にダメージを与えるという動物実験結果が報告されています。

その実験で影響が現れた電磁波の強さは、携帯電話の周辺1・8mの値でした。この結果から考えると、携帯電話が使われている電車に乗り合わせるだけで、脳の神経細胞は少しずつ減っているのかもしれません。たとえ、あなたが携帯電話を使っていなくても、です。

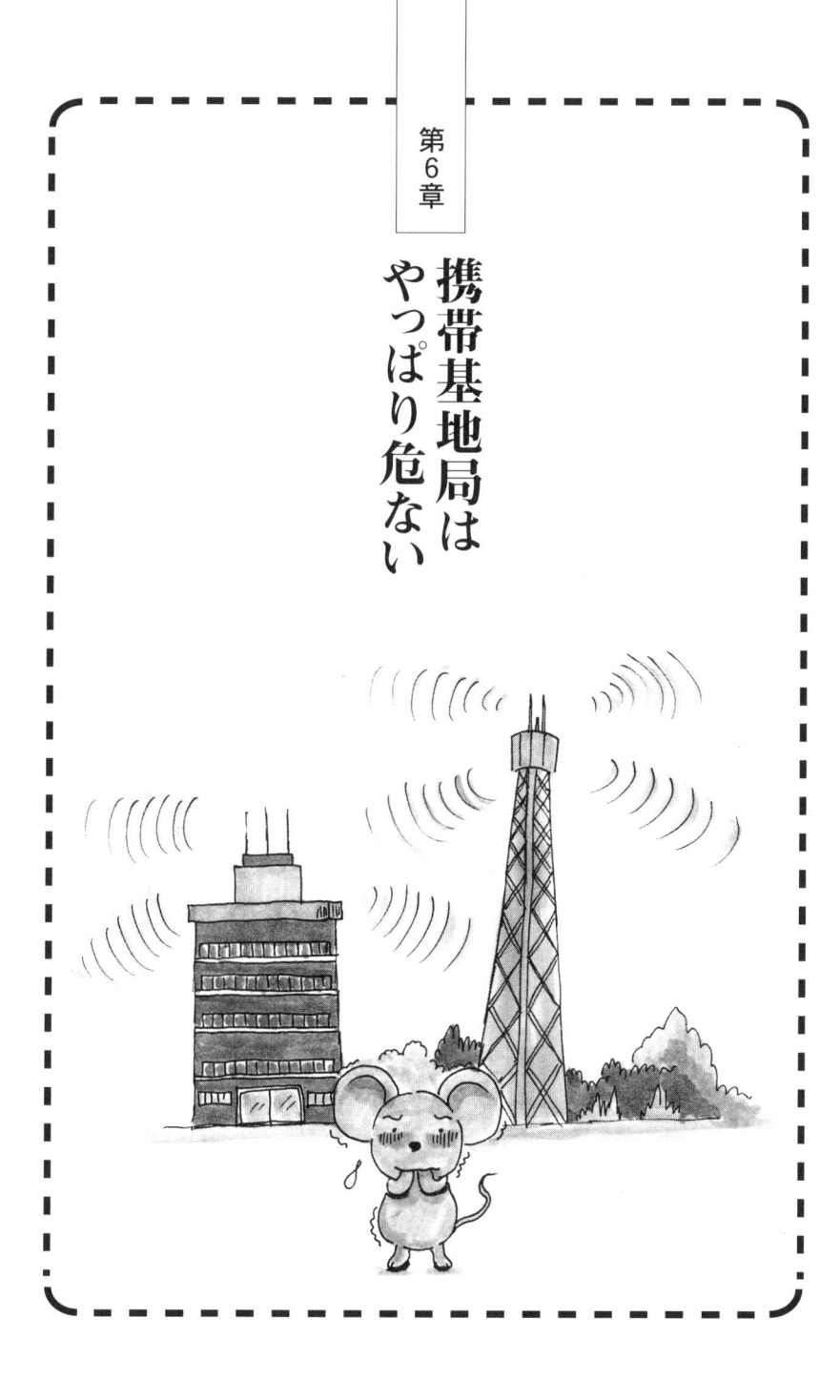

第6章

携帯基地局はやっぱり危ない

1 健康への影響は気のせいではなかった

思い込みではないことを証明

携帯電話の中継基地局から発生する電磁波の影響については、調査そのものが少ないのが現状です。人間を対象とした調査は06年末現在、世界中で3つしかありません。

その調査に対して、「中継基地局が近くにある人たちは、危険だと思い込んでいるため、ちょっとした症状でも強めに感じて報告している」という批判が出されています。しかし、実際にどのくらい先入観の影響があるのかを調べるのは、けっこう困難です。

臨床試験のように、実験室で被験者にわからないように電磁波を浴びせたり止めたりして、自覚症状が現れるかどうかを見る方法もあります。けれども、頭痛などの自覚症状は浴びるとすぐに現れるわけではありません。慢性的な長期被曝の影響を判断する場合、臨床試験はむずかしいでしょう。

そこで、オーストリアのウィーン医科大学のハッター博士たちは、次の二つの工夫をして新たな疫学調査を行いました。対象は中継基地局の近くに1年以上住んでいる365人です。

①質問事項に「中継基地局の存在が自分の健康にどれくらい影響を与えていると思うか」という項目を入れる。

②実際に被験者が暮らす家で寝室の電磁波の強さを測定する。

その結果、寝室の電磁波の強さが、1m^2あたり

表7　電波の強さの健康への影響

	寝室の電力密度（mW／㎡）		
	0.1 未満	0.1 以上～0.5 未満	0.5 以上
頭痛	1	1.36(0.62～2.99)	3.06(1.22～7.67)
手足の冷え	1	1.03(0.40～2.63)	2.57(1.16～5.67)
集中力の欠如	1	1.32(0.61～2.86)	2.55(1.07～6.08)

(注) カッコ内が95% 信頼区間。

0・1ミリワット以下の人たちに比べて、0・5ミリワット以上の人たちは、頭痛で3・06倍、手足の冷えで2・57倍、集中力の欠如で2・55倍になっていました(表7)。これは、中継基地局が健康に影響を与えていると思っているかには関係ありませんでした。そして、統計的に見て、影響がある(有意である)と判断できる数値です。

脳の働きが空回り

脳の機能への影響については、二種類の同じような文字の配列を見て違いを見つけるテストを行いました。その結果、寝室の電磁波の強さが1㎡あたり0・5ミリワット以上の人たちは間違いを見つける速度が速かったのです。これだけならよい影響と思うでしょうが、解答の間違いも増えているので、そうは言えません。脳の働きが空回りしていると言えるでしょう。

これらをふまえて、ハッター博士はこう結論づけました。

「中継基地局の電磁波による健康への影響は否定できない。予防的措置として、中継基地局建設に際しては、近隣への被曝が最小限になるような配慮が必要だ」

2 小型中継基地局が危ない

国際ガイドライン値を超える可能性

人口が多くビルが林立した都市では、大型中継基地局では全体をカバーできず、携帯電話が使えない地域が出てしまいます。そこで、カバーエリアが狭い小型中継基地局をいくつも設置してきました。

イギリスでは、こうした小型中継基地局が住宅の壁に設置される場合もあります。それに対して、電磁波の健康への影響を懸念する声があがっていました。そこで、小型・低出力の中継基地局周辺の電磁波測定調査を、イギリス政府の放射線防護委員会（ＮＲＰＢ）が実施。安全性に問題はないと結論づけました。電磁波の強さは最大でも国際ガイドライン値の８・６％であるというのが、その理由です。

しかし、そこには大きな見落としがありました。測定の対象となった小型中継基地局は、高さ10ｍ以下、出力５Ｗ以下です。しかし、実際には、高さ10ｍ以下で、出力５Ｗ以上の中継基地局が全体の６％もありました。当然、その周辺の電磁波は強いと思われますが、政府の調査では測定対象からはずしていたのです。この問題を指摘した、電磁波問題に取り組む市民団体「パワーウォッチ」は、次のように批判しています。

「高さ10ｍ以下の小型中継基地局のなかには、出力１００ワットと測定対象の20倍のものもあり、その場合の電磁波は国際ガイドライン値の１・７倍になる可能性がある。そうした中継基地局について緊急に測定し、データを公開する必要がある」

ガイドライン値自体が過大

さらにパワーウォッチは、そもそも国際ガイドライン値が過大であることを、普通の人がイメージしやすいように、交通速度にたとえて説明しています(表8)。

ヨーロッパでもっとも厳しい基準を設定しているザルツブルグ市(オーストリア)の予防的防護値を、イギリスの市街地の一般的な法定速度である時速48kmとみなした場合、国際ガイドライン値は、ジャンボジェット機の時速をはるかに超える値。一方、携帯電話の通話に必要な最低値は、カタツムリよりはるかに遅い速度なのです。

中継基地局に対するイギリスの規制は、「出力を実現可能なかぎり低く」という方針。ところが、実際にはそれが守られていないと、パワーウォッチは指摘しています。

では、日本の場合はどうなのでしょうか?

表8　おもなガイドラインの比較

1800 MHz(イギリスの携帯電話周波数)の基準値	電場強度(V/m)	交通速度にたとえた場合(時速 km)	
国際ガイドライン値	61	4555	ジェット機の4.8倍
イタリアやスイスの予防的ガイドライン値	6	480	東海道新幹線の2.2倍
ザルツブルグ市の予防的防護値	0.6	48	市街地の法定速度
携帯電話で通話できる最小値	0.00003	0.0024	カタツムリの1/20

(注) 電磁波の値は、電場強度で示した。高周波の場合、電場強度、磁場強度、電力密度は自動的に換算できる。

(出典) http://www.powerwatch.org.uk/news/2005020 の表をもとに作成。

3 中継基地局の場所、高さ、出力を公表せよ

日本では情報が非公開

小型中継基地局は、ビルの壁や看板の裏などに隠れるように設置され、住宅の窓に直面している場合も多いと言われています。イギリスの場合、中継基地局のデータがインターネットで公表されているので、電磁波が強そうな場所を推測できます。しかし日本では、こうした情報は一切公表されていません。したがって、データを市民が手に入れる方法がありません。

NPO法人市民科学研究室*の電磁波プロジェクトは03年、東京都国立市にある携帯電話中継基地局の情報を求め、総務省へ情報公開請求を行いました。これに対して総務省が下した判断は不開示。理由は次のとおりです。

「携帯電話事業者の正当な利益を害するおそれがある情報及び公共の安全に支障があると認められる情報である」

企業利益の保護を理由としており、これは総務省が企業のほうばかり見ていることの証拠です。そもそも「公共の安全」とは何でしょうか？　テロに狙われるとでも言いたいのでしょうか？

なお、この問題について詳しくは、市民科学研究室のホームページ（http://www.csij.org/）の電磁波プロジェクトの項目で、述べられています。

私たちは思わぬ場所で電磁波にさらされている可能性が否定できません。イギリスのように、中継基地局の場所、高さ、出力のデータを公表するべきです。

＊市民が危険を感じたり不安をいだいたりする問題の解決のために調査・研究をすすめるNPO。

第7章

WHOとイギリスの電磁波対策

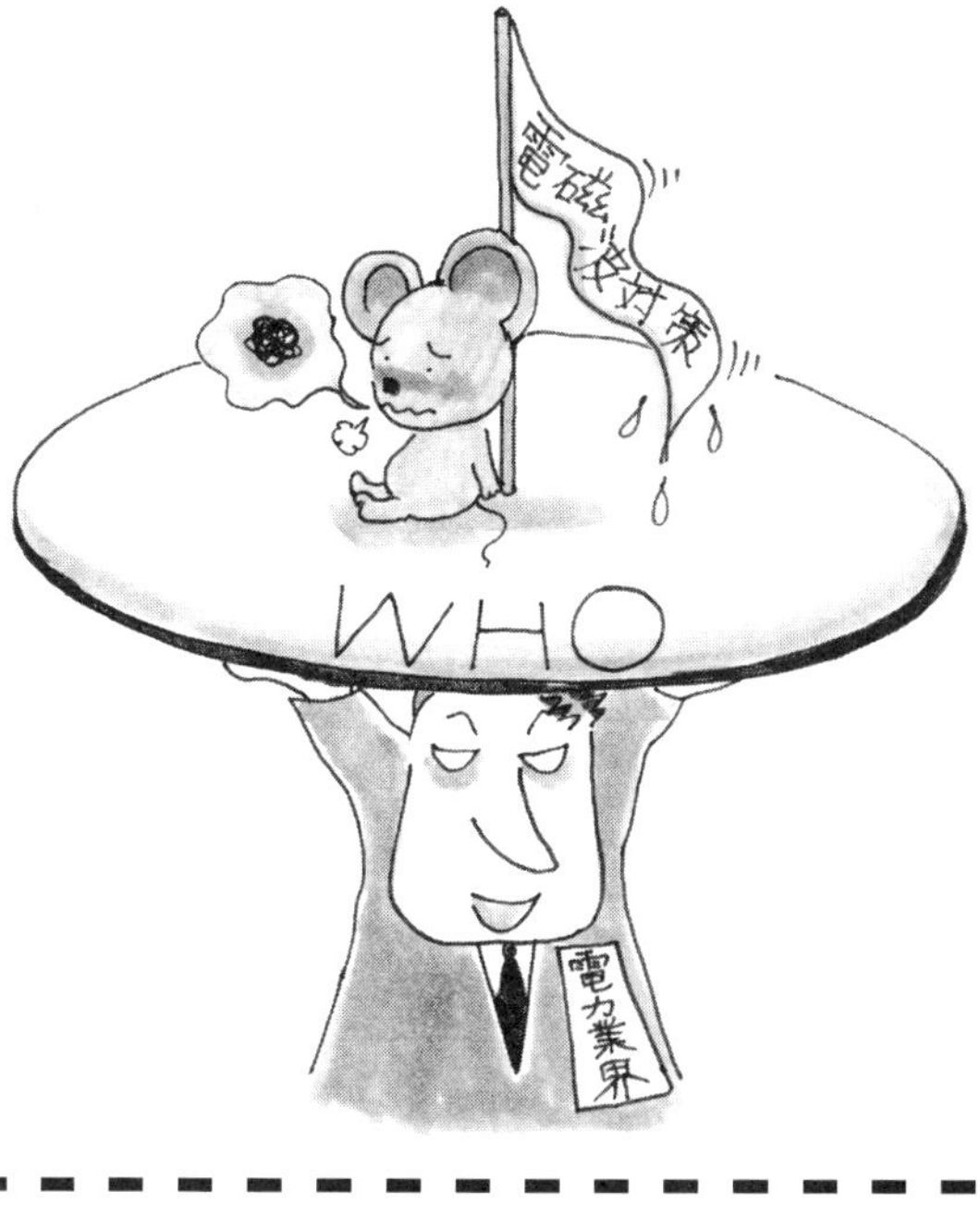

1 総論と各論で大きく違うWHOの対策案

WHOの取り組みが始まっている

06年1月12日の『読売新聞』に、世界保健機関（WHO）が電磁波対策について予防原則の適用を明確にしたという記事が掲載されました。まず、その記事を要約して紹介しましょう。

「送電線や家電製品などから放出される電磁波について、WHOは環境保健基準の原案をまとめた。その数値基準は、各国が規制を行ううえでの指針として採用するように勧告する。4ミリガウス以上の環境で小児白血病の発症率が2倍になるとする調査結果を引用し、科学的証明を待たず被害防止策を進める予防原則の考え方に立ち、各国に対策先行への転換を促す内容となっている。WHO本部は、今秋にも公表し、加盟各国に勧告する予定。また、各国の事情に応じ、送電線などを建設する際の産業界、市民との協議を求める。対策例として、送配電線の地下化や遮蔽設備の設置などをあげている」（傍点筆者）

WHOは電磁波の健康への影響について調査・研究を行うため、96年から国際電磁場プロジェクトを開始しています。

予防原則適用が適用されれば大きく変わる

送電線などから発生する電磁場による小児白血病の発症の増大については、日本を含めた世界各国で実施された疫学調査で確認されています。（第2章3）。01年には国際ガン研究機関が「発ガンの可能性がある」と認めました。今回のＷＨＯの環境保健基準案も、この流れに沿ったものです。では、予防原則が適用された場合、具体的には何が変わるのでしょうか？

ＷＨＯは04年10月に「科学的に不確実な領域に対する予防的措置をとるためのフレームワーク案」を作成。その草案はＷＨＯのホームページで公表され、各国の意見が求められました。そこでは、予防的措置のフレームワークについて以下のように説明しています。

「①日本でも採用されている従来型のリスク管理の手法は、専門家がリスクを評価して、行政が対策を決定し、一般市民はその決定事項を聞かされるだけという一方通行のものであった。それには限界がある。

②そこで、リスクの評価、リスクに対するさまざまな対策案の評価と決定、実行と事後評価の各プロセスに、市民代表も含めたすべての利害関係者が参加して、決定に至る過程をオープンにすることが大切である。

③これまでのような、科学的に解明されたリスクに対してだけ対策をとるという方法では、対策をとるために高度な科学的証明が要求され、結果として対策が遅れる。

④予防的措置を導入した場合、本当はリスクが存在しなかったり、軽微であっても、過剰な対策をとってしまう可能性もある。しかし、現代社会の市民は、対策が遅れた場合の過失よりも、対策優先による過失を許容すると判断される。

⑤具体的対策の決定に際しては、費用と効果を計算したうえで、各国の状況にあわせて判断すべきである。ただし、行政が一方的に決めるのではなく、市民や企業すべての関係者が参加した形で決定すべきである。また、費用と効果の計算については、利益を受ける人と被害をこうむる人が同じとは限らないので注意を要する」

科学的に証明が不十分だとして何の対策もとられていないリスクに対して、こうした対策優先の政策が採用されれば、社会は劇的に変化すると予想されます。

根拠を示さず、対策の選択肢を限定

このフレームワーク案には付録があり、各論として電磁場のリスクに対して予防的措置のフレームワークを適用した場合の事例を検討しています。ところが、具体例になると、突然、腰砕けになっているのです。

予防原則の導入に際して重要なのは、送電線の地中化など具体的な対策の選択肢がどれだけ並べられているかです。しかし、対策こそ並べられているものの、採用できるのは非常に低コストの対策だけであり、送電線の地中化など高コストの対策案は検討する必要がないと、最初から選択肢を限定してしまっています。総論では市民も参加した協議で決定する仕組みが保証されているのに、各論では勝手に選択肢を限定。これでは、矛盾する内容と言わざるを得ません。

低コストの対策に限定すべきとＷＨＯが判断したのであれば、その算定根拠を明示すべきです。たとえば、前著『危ない電磁波から身を守る本』でも紹介したようにアメリカのカリフォルニア州が02年に出したレポートは、１人の死亡回避コストを５００万ドルと仮定し、高コストの対策も許容されるという結論を出しました。もちろん費用と効果の計算は国によって違うので、ＷＨＯが算定根拠を出しても、すべての国に自動的に適用できるものではありません。とはいえ、具体的な算定根拠が示されていれば、各国が国内で協議する参考にはできます。

予防原則適用とは言えない内容

筆者は、他の市民グループと協力してＷＨＯの草案に対して、以下のような意見を04年12月に提出しました。

「具体的にどの対策を採用するかは、各国で市民も参加した話し合いのもとで決められるべきである。ＷＨＯが最初から選択肢を制限するべきではない」

しかし、私たちを含めた世界中からの意見がＷＨＯでどう処理されたのか、具体的な説明はなされていません。前述の記事では、「対策例として「送配電線の地下化や遮蔽設備の設置などをあげている」とあり、地下化のような高コストの対策も含まれる方向に訂正されたかのようにも読めます。はたして、ＷＨＯは私たちの意見を受け入れて内容を訂正したのかでしょうか？

その点を確認するために、ＷＨＯの事務局にメールで問い合わせました。すると、元国立公衆衛生院生理衛生学部長で、現在ＷＨＯの電磁場プロジェクト事務局員の大久保千代次氏から「原案はまだ公表できる段階ではない。早くて秋、おそらく年末になる」という返事が06年1月にありました。以下は、大久保氏とのやり取りです。

――電磁場を低減させる選択肢に変更はあったのか？

「ＷＨＯの予防的アプローチは変化していない。また、（環境保健基準を検討した）タスクグループ会議で、超低周波電磁界被曝に伴う健康リスクは否定できないと同時に、大きなリスクにもならないと判断した。その結果が『非常に低コスト』による低減化になったと理解してほしい」

――ということは、ＷＨＯは相変わらず明瞭な根拠を提示しないままで、そう判断したのか？

「明瞭な根拠を提示しないままと判断されるのは、自由だ」

要するに、予防原則の適用とは言えない内容である可能性のほうが高いと思われます。

最初からコストのかかる対策の選択肢を除外して一番利益を得るのは、各国の電力業界です。もしかするとＷＨＯの政策決定に電力業界が介入しているのではないかと疑わざるを得ません。

政府は新たな対応を迫られる

とはいえ、形式上は電磁場の健康への影響に対して、予防的な対策の検討を勧告しています。各国政府は従来とは違った何らかの新たな対応を迫られることになります。そのときの課題は、どのようにして、あらゆる利害関係者が参加して検討する場を設置できるかです。

2 WHOの姿勢に疑惑あり

環境保健基準の原案に電力業界が関与

ＷＨＯの電磁場プロジェクトについては、本当に中立で科学的な評価ができているのかを疑問視する声もあがっています。電力業界との癒着も指摘されました。少なくとも、議論の過程の透明性には問題がありそうです。

プロジェクトの責任者は、オーストラリア出身のマイケル・レパチョリ氏。彼はオーストラリア上院議会での質問に対して、政策決定のプロセスをこう証言しています。

「ＷＨＯは、基準の設定や健康への影響の評価に際していかなる産業界の関与も許さない。ワーキンググループに産業界の代表が入ってはならない。また、産業界から利益を得ている人物が決定に影響を及ぼすようなことがあってはならない」

しかし、電磁波問題専門誌『マイクロウェーブ・ニュース』の05年10月1日号は、ＷＨＯの環境保健基準の原案を執筆した20人のグループに電力業界の代表が入っていると指摘しています。その人物は、アメリカの電力研究所に勤務するリーカ・ケイフェッツ氏。そのほか、同じ電力研究所のゲイバー・メゼイ氏、カリフォルニア州の電力配電会社サウザン・カリフォルニア・エジソン社のジャック・サール氏、イギリスの電力配電会社ナショナル・グリッド社のジャック・スワソン氏などが原案の作成に関与したと述べられています。

また、05年7月に原案の草案ができた際、一般には非公開にもかかわらず、各国の関係機関にはコピーが送られました。その際、公的機関だけでなく、電力関係団体にも送付されていたのです。日本では、電気事業連合会の名前があがっていました。

電磁場の研究に横槍を入れた企業が参加

草案の送付先の一つであるカナダの電力会社ハイドロ・ケベック社は以前、電磁場の健康への影響に関する研究に横槍を入れた前科があります。同社は94年に、カナダのマクギル大学のギレス・テリアウルト博士たちによる疫学調査に資金を提供しました。博士たちが三つの電力会社から労働者のデータを集めて分析したところ、磁場の被曝によって脳腫瘍の発症率が12倍になったという結果が明らかになります。博士たちはさらにデータの分析をしたいと考えました。

ところが、研究費の提供を理由にデータの所有権を主張したハイドロ・ケベック社が、分析にストップをかけたのです。しかも、テリアウルト博士たちが無断で結果を公表したのは契約違反だと主張。いまだに、そのデータは未公開です。

密室会議での決定

環境保健基準の最終案が話し合われたとされる05年10月3日にイタリアのジェノバで開かれたタスクグループ会議には、オブザーバーとして電力業界の代表8名が招待されていました。その一方で、マスコミ関係者は出席を許可されていません。さらに不思議なのは、通常のミーティングはWHOのウエブサイトの会合リストに掲載されるのに、この会合についての情報は一切掲載されていなかったのです。『マイクロウェーブ・ニュース』は、こう指摘しています。

「今回のように産業界の影響が強く現れているケースは、前例がないほど異例」

私も前述の大久保氏に対してメールで、タスクグループ会議の議事録の公開をと求めましたが、「あいにくタスク(グループ)会議の議事録はとっていない」との回答でした。

業界団体を招待した、一般に非公開の密室会議で、議事録もとらない形で行った決定が、信頼できると言えるのでしょうか？

忘れ去られたタバコ産業関与の教訓

00年7月に、WHOの政策に対してタバコ産業がどう介入したかを調査したレポートが公表されました。そのなかで、WHOはそうした不当な介入を防止するための対策も公表しています。その一部を紹介しましょう。

「①職員・コンサルタント・アドバイザー・委員会メンバーなどを選定するうえで、産業界との利害関係がないかを吟味するための公式な手続きを導入する。

②タバコ産業と財政的な強い提携関係を維持している人物、コンサルタント契約や従業員契約を結んでいる人物を、WHOの職員やコンサルタント・アドバイザー・委員会メンバーから除外する。

③タバコ産業およびその関連産業から金品を受け取っている人物をWHOの職員やコンサルタント・アドバイザー・委員会メンバーから除外する」

今回の電磁場プロジェクトに対して、タバコ産業による介入の苦い経験はまったく活かされていないようです。オーストラリアで電磁波の健康への影響について独自の取材結果を公表しているニュースウェーブ「EMFact Cunsultancy」を主宰するドン・マイシュ氏が批判しています。

「プロジェクト責任者のマイケル・レパチョリ氏が、WHOの方針に背いて電力産業の代表と結託しているのは明白だ。さまざまな研究論文について偏った評価が行われ、環境保健基準自体が偏向した内容になっている。その結果、電力産業は、本来ならば必要とされる送・配電設備の改善にかかる費用や、訴訟のリスクを回避できる。世界中の健康を守るというWHOの使命や信頼できる科学の基本原則を露骨に無視するやり方は、WHOの信頼はもとより科学の信頼を葬り去るものである」

3 市民参加で対策を協議するイギリス

NPOや患者家族も参加して対策を検討

イギリスは、予防的アプローチをいち早く実施しようとしています。04年に、送電線からの距離と小児白血病の関連に関する疫学調査を公表*する前に、イギリス政府はあらゆる利害関係者を入れた諮問委員会を設置しました。「超低周波電磁場に関する利害関係者諮問委員会」(略称SAGE、賢人という意味)で、保健省など関係省庁、電力業界、不動産業界、小児白血病の患者の家族の代表、電磁波問題を告発するNPOの代表などが参加しています。

患者の家族やNPOの代表も合意する形で対策案をつくろうとしている点が画期的です。これは、WHOが推奨しようとしている予防的措置の他国に先がけた実施と評価できます。イギリス保健省は、こう述べました。

「この諮問委員会は、科学的な証拠をもとに、予防的措置を実施する必要性を検討している。その提言は、政府も重く受けとめる必要がある」

具体的には、どのような対策が検討されているのでしょうか? イギリスの新聞『デイリー・テレグラフ』は、06年4月29日に検討段階の対策案をスクープしました。

「諮問委員会では、まず高圧送電線とその周辺の住宅に対する対策を検討するサブグループを設けた。委員会では、送電線の近くにある7万5000戸の住宅を強制的に買い上げ、移転させる案もあった」

*送電線の周辺200m以内に住む子どもたちは69%、600m以内に住む子どもたちは23%、発症率が上昇していた。

最終的には、既存の住宅はそのまま残し、新たな住宅の建築については、高圧送電線（40万ボルトと27万5000ボルト）の場合は周辺70ｍ、13万2000ボルトの送電線の場合は周辺35ｍの範囲で禁止する内容になるとみられています。規制対象になるのは、日本で言えば、鉄塔の形で建っている高圧送電線です。また、既存住宅の近くは新たな高圧送電線の建設が禁止されます。

不動産価値の低下をどう補償するのか

しかし、この対策案に対しては、高圧送電線の近くにある住宅の不動産価値の低下を懸念して、反対の声があがっています。70ｍ以内にある2万5000戸の住宅は4分の1に、140ｍ以内の5万5000戸は15％下がると指摘されているからです。不動産価値の損失総額は1兆4420億円に及ぶとの試算もあるほど。ある大手不動産会社のスタッフは、次のように指摘しています。

「不動産価値の低下は諮問委員会が予想する以上になるだろう。価値の高い住宅ほど損害を受ける。幹線道路沿いや空港周辺の航空路の真下にある物件のようになるだろう。住宅によっては転売不可能になると思われる」

不動産価値の下落に伴っては、電力会社に損害賠償を求める訴訟が起こることが予想されています。その点に政府がどう関与するかは、現時点ではわかりません。また、既存の高圧送電線から発生する電磁場の低減措置など電力会社の負担について明確な案が出てきていない点も問題です。

予防原則は勝ち取るもの

あらゆる利害関係者が絡むだけに、最終合意まではかなりの努力が必要でしょう。とはいえ、何の対策にも乗り出していない日本に比べると、一歩も二歩も進んだ状況にあります。

予防原則が実質的に適用されるかどうかは、各国の政治の成熟度とも関係します。いずれにせよ、市民が積極的に関与しないかぎり、十分な効果はあげられません。予防原則は与えられるものではなく、勝ち取るものなのです。

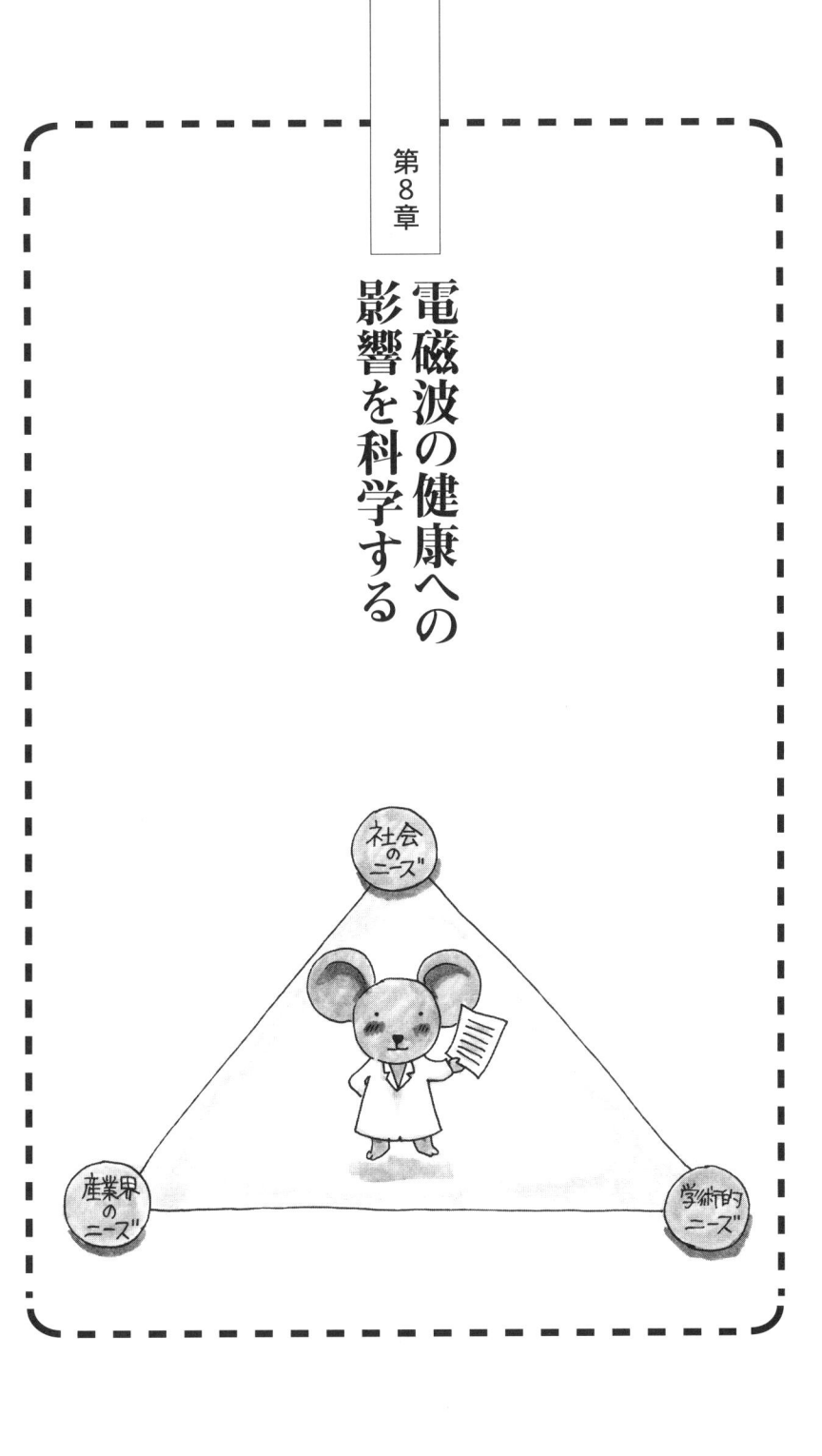

第8章

電磁波の健康への影響を科学する

1　電磁波の影響を受けやすい遺伝子がある

科学への社会の対応を考える

私たちの生活に電灯をはじめとするさまざまな電気が普及して約１２０年。そこから発生する電磁波による人間の健康への影響がはじめて指摘されてからは、40年近くが経っています。

これまで、さまざまな研究が行われてきました。しかし、小児白血病の危険性を除くと、科学的にはっきりと結論づけられる結果は出ていません。健康に影響があるという研究とないという研究が混在したまま、決着はついていないのです。

なぜ、科学的に解明できないのか。そこには、科学自体の問題と科学の外の問題があります。この章では両者を考察し、科学が結論を出せない健康への危険性に対して社会はどう対応していくべきかを考えたいと思います。それは、電磁波だけでなく、健康に影響する可能性が考えられるさまざまな化学物質や科学技術の問題にも通じるでしょう。

実験動物の種類の違いで結果に差

ラットを使った実験では、50ヘルツの磁場で乳ガン細胞の増殖を促進する作用が確認されました。ところが、別の実験では増殖しないという結果も出ています。なぜ相反する結果が生じるのでしょうか?

前者の実験を行ったドイツのハノーバー獣医科大学のウォルフガング・レッシャー博士たちは、

後者の実験を行ったアメリカのバッテレ太平洋北西研究所のラリー・アンダーソン博士たちと協力して、その原因を追求。実験に使ったラットの種類の違いであることを突きとめました。

最初に使ったのは、両者ともSD（Sprague–Dawley）という種類のラットです。しかし、同じSDラットでも、遺伝子レベルではいろいろな違いがあります。その違いによって、磁場の影響を受けやすかったり、受けにくかったりすることが判明したのです。

感受性の高い同種類のラットを使う意義

その後、レッシャー博士は、市販されている8種類の実験用ラットを使って、磁場に対する感受性の違いを調査。フィッシャー344（F344）というラットがもっとも感受性が高いことが判明します。このラットは種類が近い親同士で交配させていて、遺伝的に均一性が高いのが特徴です。

したがって、これを電磁波や磁場の影響に関する動物実験に使うようにすれば、試験結果の違いを減らせると予想されます。

「遺伝子の違いは、人間の磁場被曝による健康への影響にも作用していると考えられる。今後、このF344ラットの遺伝子を調べていけば、磁場感受性の高い遺伝子を特定できるかもしれない」（レッシャー博士）

こうした研究について、健康への影響があるかないかという結果だけに終始するのは正しくありません。なぜ結果に違いが出るのかを突きとめることで新たな科学的知見が獲得され、電磁波の影響の全貌の解明につながるからこそ、意味があるのです。

2 研究費のスポンサーの違いで結果が変わる

スポンサーが民間企業だと「影響なし」が極端に多い

実験による結果の差については、実験方法だけに原因があるのではないという指摘があります。研究費をどこが出しているのかが影響する可能性です。

『マイクロウェーブ・ニュース』06年7月号によると、90年以降にアメリカで発表された高周波電磁波による遺伝子への影響を調べた論文は85本。何らかの影響があったという結論が43件、影響がなかったという結論が42件と、ほぼ半々です（表9）。ところが、誰が研究費を出しているのかで区別すると、明らかな差がありました。

民間企業がスポンサー（出資源）の論文は25本。そのうち、「影響あり」はたった3本（12％）で、22本（88％）は「影響なし」という結論です。一方、おもに大学や公的機関がスポンサーによる論文では、37本中32本（86％）が「影響あり」で、「影響なし」は5本（14％）にすぎません。

表9　高周波電磁波による遺伝子への影響を調べた論文の結果

研究結果	総数	研究費の出資源 通信業界	アメリカ空軍	大学・公的機関など	不明
影響あり	43	3	0	32	8
影響なし	42	22	10	5	5

（出典）*Mivcrowave News*, July, 2006.

これは、偶然とはとても考えられないのではないでしょうか。

影響を過小評価させる民間企業

民間企業がスポンサーの研究で「影響あり」という結論を出した3本のうちの1本では、その影響をできるだけ過小評価するように圧力がかかったと指摘されています。それは、携帯電話大手のモトローラ社の資金による研究。携帯電話から発生する電磁波によるラットの遺伝子発現の変化を発見したジェリー・フィリップス博士が、カナダの新聞『トロントスター』(05年7月10日)で証言しています。

「研究結果をモトローラ社に報告したところ、論文の最後に『しかし、この遺伝子の変化が確認されたとしても、生理学的な重要性があるとはいえない』という一文をつけろと要求された。私は、『さらに研究が必要だ。現段階で、重要でないという判断はできない』と拒否した。ところが、最終的に学会誌に発表された論文には、私が知らないうちに、『おそらく生理学的重要性はない』という一文が付け加えられていた」

さらにフィリップス博士は、影響があったという研究が発表されると、「なかった」という研究をさせて、結果を相殺させようとするのが企業のやり方だと指摘します。

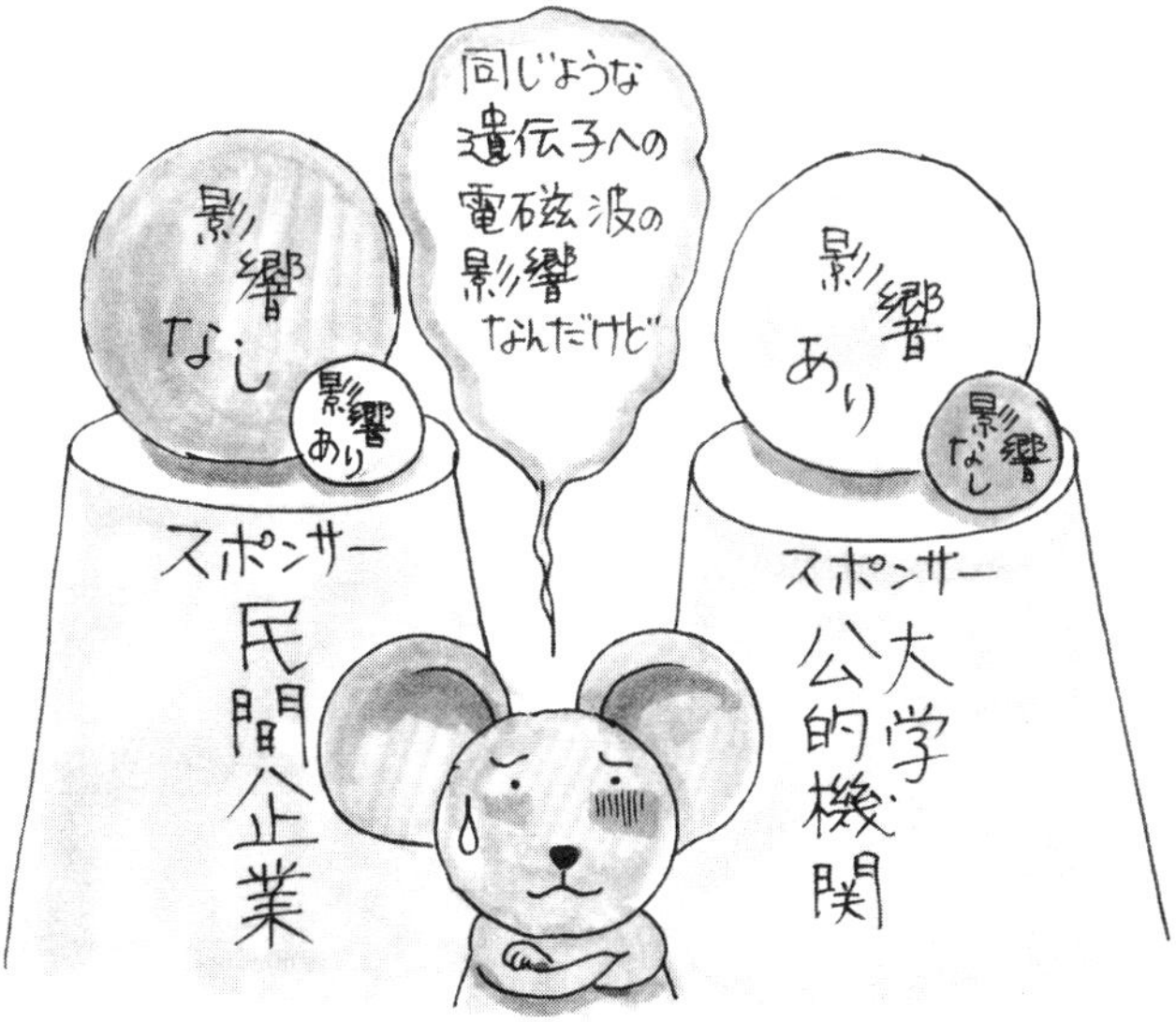

「科学的には相殺されるはずがない。なぜ違う結果が出たのかをより注意深く評価する必要がある。しかし、一般の人たちは簡単に騙されてしまう」

研究費の出所を明確にするべき

国際的によく知られた医学ジャーナルで構成する医学雑誌編集者国際委員会は、共通の論文投稿規程でこうした企業との財政的関係について、おおむね以下のように言及しています。

「利害関係とは、論文の著者（または所属機関）、査読者、編集者が自分たちの行動に不適切な影響を与えるような財政的・個人的関係をもつ状態をいう。……利害関係が存在するかどうかは、個々人が、それが自分の科学的判断に影響すると思っているかどうかとはかかわりない。もっともわかりやすい利害関係は財政的関係だ。それは著者やジャーナルの信用だけでなく、科学への信用をなくしてしまう可能性がある」

そして、著者に対して次の2点を求めています。

①誰が研究費のスポンサーであるかを論文で明示する。

②論文のテーマに利害関係をもつ民間企業がスポンサーである場合、事前に研究データや分析、論文作成過程に介入できないような契約を結び、同様に明示する。

第4章の**表6**で紹介した携帯電話と脳腫瘍の関係についての疫学調査の論文はすべて、その一例です。研究費の一部が間接的に通信業界や携帯電話業界の資金を受けた財団から出ていることを認めるとともに、研究の完全な独立性を保障する契約に基づいていると明示しています。

しかし、いまのところ、すべての論文がこうした明示を行うという条件で書かれているわけではありません。

3 問題だらけの総務省の研究推進委員会

産業界と連携して中立的な研究は可能か?

政府などの公的資金による研究費であれば、民間企業がスポンサーのケースよりは中立性が保たれていると一般的には考えられます。しかし、日本の場合は、そう簡単には判断できません。

総務省の電気通信技術審議会は97年に「電波利用における人体防護の在り方」に関して、「遺伝子・がん・免疫系・神経系への影響等に関する研究を推進する必要がある」という答申を出しました。これをを受けて、98年10月に生体電磁環境研究推進委員会が発足します。その目的は以下のとおりです。

「電波による人体の障害に関し、国民の不安を解消し安全で安心な電波利用社会を構築するため、電波の生体安全性評価に関する研究を医学的及び工学的視点から総合的に推進する」*

一見、政府が中立的な立場で専門家を招請して、電磁波の安全性を研究しているかのように見えます。しかし、委員会の顔ぶれを見ると、20人中5人がモトローラなど電波産業界からの委員です。**しかも、開催の背景説明には、産業界との連携が明記してあります。

「電波の生体安全性評価に関する研究を産学官が連携して推進することとし、そのための研究計画の検討、研究成果の評価等を行なう」

産業界の代表が4分の1を占めている以上、本当に中立的な検討が行われているのかと疑われて当然でしょう。

*旧郵政省プレスリリース98年10月9日。「生体電磁環境研究推進委員会」の開催(http://www.soumu.go.jp/joho_tsusin/pressrelease/japanese/denki/971009j601.html)

**委員会開催要綱及び委員会構成員(http://www.tele.soumu.go.jp/j/ele/body/comm/summary.htm)

肝心な部分は墨塗り

こうした産業界との関係について、00年2月15日の第9回会議で事務局がこう説明しています。

「電波産業界は産業界のメリットになるような形で研究を行なうのが目的で、郵政省*は、中立的な立場で研究を行なうものと理解している。電波産業界がまず研究活動を開始、ついで郵政省も開始することになった。テーマの重複を避けるための調整等を行なうために本委員会が組織された」（議事録抄）

そこで、実際にどのような調整を行っているのか議事録や配布資料で調べてみました。ところが電波産業界がどんな研究をしているのかの部分になると、上のように墨が入っていて読めません。

これまでどのくらいの税金が投入されているのかは不明です。ただ、98年の第1回会議で「97年度予算として11億1400万円」と書いてあるので、単純に10年間で10倍と考えれば、110億円もの税金がつぎ込まれたことに

公開された議事録抄

Q：[redacted]
A：[redacted]
Q：[redacted]
A：[redacted]

（2）　電波産業会における研究概要について
内田委員から資料3－4に基づき説明。（当該研究を担当する委員からの補足説明を含む。）
（主な意見）
<[redacted]>
○[redacted]
○[redacted]

*当時は郵政省だった。

資料　黒塗りされて

生体電磁環境研究推進委員会、研究推進分科会及び
国際研究協力分科会（第3回）議事録抄（案）

1　日時
平成１０年2月２４日（火）１４：００～１６：００

2　場所
通産省別館９階９３３会議室

3　出席者（敬称略）
委員会委員：上野委員長（東京大学）、大久保主査（厚生省国立公衆衛生院）、
相原（通信機械工業会）、浅野（（社）電気通信事業者協会）、
内田（（社）電波産業会）、小野（東北大学）、
菊井（（財）無線設備検査検定協会／代理：[redacted]）、
杉浦（郵政省通信総合研究所）、多氣（東京都立大学）、
鶴田（労働省産業医学総合研究所）、永田（日本モトローラ（株））、
名川（東京大学）、藤原（名古屋工業大学）、宮越（京都大学）、
分科会委員：宇川（東京大学）、[redacted]（日本モトローラ（株））、
[redacted]（（社）電波産業会）、[redacted]（通信機械工業会）、
[redacted]（（社）電気通信事業者協会）、山中（郵政省通信総合研究所）
説　明　者：[redacted]氏他２名

なります。

そして、研究成果を7回にわたって公表しているものの、いずれも人体や環境への影響はなかったという結果です。産業界の研究ならまだ納得できますが、国が行う研究ですべて「影響なし」というのは、疑惑をもたれても仕方ないのではないでしょうか。

議事録は非公開

そうした疑念を払拭するためには、委員会を公開し、議事録を公表するなど、議事運営の透明性を高めることが大切です。ところが、この委員会はいつどこで開かれ、どんな内容が話し合われたのか、まったく公開されていません。

そこで04年に総務省に対して情報公開請求を行い、第1回から直近の会議までの議事録と会議資料の公開を求めました。しかし、公開されたのは、「議事録抄」という議事の抜粋だけ。誰がどんな発言をしたのかは、まったくわかりません。そこで、もっと詳細な議事録か、少なくとも録音テープがあるはずと考えて、不服申し立てを行いました。以下がそれに対する返答です。

「当委員会における議事録は、各委員が委員会における議論等の概要を把握できるように作成されたものであり、不服申し立て人[*]が主張するような詳細な議事録（委員会のメンバーの発言内容が分かるように記述した議事録、もしくは録音テープ）は必要ない」

しかし、98年10月13日に開かれた第1回の議事録抄では、「議事録は公開とします」と事務局が説明したことになっています。その点を総務省電波環境課の担当者に指摘しました。

「委員会自体を公開にして、もっと詳細な議事録を公開すべきではないのか」

それに対して「今後の会議については公開の方向で検討している」という返事でしたが、2年経っても、委員会の開催情報も議事録もいっこうに公開されません。

学界の委員も企業寄り

また、総務省は各地の総合通信局の主催で、電波の安全性に関する講演会を開催。電波環境課の課長とともに、生体電磁環境研究推進委員会の委員が出席して、電磁波の安全性について講演をしています。[**] しかし、産業界と連携し、議事録も公開しない会議で進められる研究にもとづいて安全だと説明して、一般の人たちの理解をはたして得ることができるのでしょうか？

学界を代表する委員には、電気通信業界から研究費をもらっている人物や業界の元社員（北海道大学大学院情報科学研究科の野島俊雄教授はＮＴＴ出身）も含まれています。こうした利害関係に関する情報は、すべての委員について明らかにされていません。しかし、それは１０４ページで紹介したように、学術論文投稿時に「利害関係」があるとみなされる要因なのです。

06年6月3日に仙台市で開かれたセミナーでは、委員のひとりである首都大学東京大学院理工学研究科の多氣昌生教授が講演しました。その後の質疑応答で、市民グループ「電磁波と健康を考える会・みやぎ」のメンバーが多氣教授に対して、ＮＴＴドコモから研究費の助成を受けているかについて質問。多氣教授は助成を受けている

＊筆者のこと。

＊＊http：//www.tele.soumu.go.jp/j/ele/body/pr/lecture.htm）

と公に認めました。そこで、同会では大学と本人に、いつ、どんな研究に対して、どれだけの助成を受けたかの詳細を求める質問書を提出したそうです。ところが、大学からの回答は、やはり肝心の企業名が墨塗りになっていました。

委員の利害関係を厳しくチェックするアメリカ

中立であるべき政府の委員会における利害関係について、日本では明確なルールはありません。そこで海外の事例を調べてみました。

アメリカでは72年に連邦諮問委員会法で、政府の諮問委員会に対し、会議の公開と委員の利害関係についてのルールを設定。委員の名前と略歴の公表、利害関係のバランスの調整が求められています。必ずしも企業よりのスタンスの委員がダメというわけではありません。一定の見方に偏らず、全体としてバランスがとれているかどうかが重視されています。

その後90年代後半になって、政府の諮問委員会へ及ぼす企業の大きな影響について抗議運動が勃発しました。01年には、連邦議会の会計監査院（GAO）が環境保護庁（EPA）に対して、次のような勧告を出します。

「諮問委員会に、産業界から多額な研究費をもらっているメンバーがいる。委員会の独立性と中立性を確保するため、手続きを改善するように」

たとえば98年に開かれた1，3-ブタジエン*という化学物質の安全性を評価する委員会のある委員は、この化学物質に関する裁判で企業側の証人として証言していたほか、産業界がスポンサーになった研究の主席研究者でした。他の数人の委員も、化学産業界がスポンサーになった研究に参加していました。ところが、環境保護庁はこうした事実を見過ごしていたのです。

環境保護庁は会計監査院の指摘をうけ、諮問委員会の候補者の選定方法を改善。候補者に対して、産業界との雇用関係、研究費の助成、コンサルティングなどの契約の有無、本人と配偶者の資産と債務の提示を求めることになりました。業界との利害関係が絡みやすい農薬に関する諮問委員会については、より厳密です。候補者の過去の研

＊タイヤやホースなど合成ゴムやABS樹脂の原料に使われる化学物質。動物実験で発ガン性が確認されている。

究論文、講演録、裁判での証言録などの提示も求めて、候補者が農薬についてどのような考え方をもっているのか事前にチェックしています。

バランスがとれていない総務省の委員会

一方、総務省の生体電磁環境研究推進委員会の顔ぶれをみると、利害関係やバランスがとれるように配慮した形跡はありません。この点については、電磁波問題に取り組む市民団体が連名で質問状を総務省に出しました。

多氣教授は電磁波の人間の健康や細胞への影響について、こう書いています。

「健康不安の科学的根拠は十分でない。また、仮にリスクがあるとしても、そのリスクは大きなものであるとは考えにくい。しかし、悪影響が絶対に存在しない、という証明は論理的に不可能であり、不安を払拭することは容易ではない。わが国の目指すＩＴ技術を基盤とした社会の構築には、ワイヤレス技術の活用が不可欠であり健康不安の問題を解決しなければこの技術の健全な発展はありえない」*

また、野島教授は総務省が主催して行った電波環境セミナーのプレゼンテーションで、次のように主張しました。

「電磁波利用の残留リスクは他のリスクと比較して極めて小さい（と推定される）」

「弱い電波のリスクは確認されない。もしあったとしても他のリスクと比較して無視できると推定」

「生体作用研究の困難性　安全性（何もないこと）の完全な証明は不可能**」

二人の意見が全委員を代表するとはいえないでしょう。とはいえ、委員会の中立性を考えるならば、「電磁波の健康への影響が無視できるとは言い切れない」という考え方の委員を少なくとも二人は入れて、バランスをとる必要があります。

*「高周波電磁界の生体影響は今」『日本応用磁気学会誌』26巻1号、02年。

**05年10月17日に富山県で行われた講演会の資料（http://www.tele.soumu.go.jp/j/ele/body/pr/toyama.pdf）。

4 市民と行政と専門家の相互不信を乗り越えるには

電磁波のように科学が明確な答えを出せない問題に対して、社会はどんな有効な対応ができるのでしょうか?

まず、専門家、行政、企業は、一般市民に根強い偏見をもっています。

市民は無知だからリスクを過大に評価する?

108ページで紹介した多氣教授は、一般の人びとが電磁波のリスクを過剰に認識しやすいと考えているようです。

「新しい技術が急激に浸透するとき、人々はその技術にはリスクが伴うかもしれないと用心する。……技術にともなうリスク認知の大きさは、客観的に評価したリスクとしばしば食い違う。電波は健康影響のリスクが過大評価されやすい性質をもつ。例えば、電波が目に見えないこと、その性質が理解しにくいこと(電波工学が得意な人はそれほど多くない)は、不思議な作用の可能性を想像させる。また、携帯電話基地局のように自分の意志とは無関係に電波が放射されるとき、リスクがより大きく認知される傾向がある。電波の健康問題の背景としてこれらの問題も考慮する必要がある」*

科学者は客観的にリスクを評価できているが、一般の人びとは無知のため、実際より大きくリスクを感じるという理屈です。

これは多氣教授に限った考え方ではありません。野村総合研究所環境・エネルギー研究部の長田徹氏も、まったく同様な指摘をしています。

*前掲「高周波電磁界の生体影響は今」。

「電磁界リスクの可能性が極めて低いとしても認知心理学上の次のような要因から電磁界リスクは過大に評価される側面を有している。……電磁界の概念や研究結果の内容を理解してもらうのが困難な上……リスクが……無いとは言い切れない（この点で電磁界リスクはファントム・リスクといわれる事がある。幽霊がいないことを科学的に立証することは困難と言う意味である）」*

市民と専門家の認識方法の違い

でも、本当にそうなのでしょうか？

リスク論という学問では、一般の人が感じるリスクを「リスク認知」という用語で表します。そして、一般の人びとは知識が欠如しているので、科学的に評価された実際のリスクより過大に評価するという意味でよく使われてきました。ところが、この用語の使われ方をさかのぼっていくと、まったく逆の意味だったのです。

87年にアメリカにあるオレゴン大学のポール・スロビック教授が「リスク認知」という題名の論文を書きました。そこでは、専門家のリスク評価が一面的で、年間何人死亡するかという確率だけで評価されているのに対して、一般の人びとはもっと広い角度からリスクを評価していると述べられています。

「だから、専門家が種類の違うリスクを死亡率などで比較して『原子力発電所の近くに暮らす年間リスクは、自動車で5km多く走るのと同程度だ』などという説明が、一般の人びとには受け入れられないのである」

大阪大学コミュニケーションデザイン・センターの平川秀幸助教授も指摘するように、専門家は自分たちが想定する客観的リスクによって、喫煙、自動車の運転、登山などのリスクのほうが、電磁波、原子力発電、ＢＳＥ、ダイオキシンなどよりずっと高いと判断します。そして、一般の人びとが喫煙や自動車の運転のリスクは許容しているのに、電磁波や原子力発電のリスクを受け入れないのはおかしいと批判するのです。

しかし、一般市民の多くは、相対的なリスクについては、喫煙や自動車の運転のほうが高いこと

＊「電磁界リスクとリスクコミュニケーション」『NRI Research NEWs』99年11月号。

を認識していないわけではありません。それは十分に知ったうえで、利益とリスクを天秤にかけて主体的に選択しています。スロビック教授の結論は次のとおりです。

「科学者や行政が、一般の人びととさまざまなリスクについての合意を得るためにリスクコミュニケーションを行う場合、双方のこうした認識の違いを理解して話し合わないかぎり必ず失敗する」

また、平川助教授もほぼ以下のように指摘しています。*

「リスク認知という用語の本来の意味は、専門家の一面的なリスク評価への批判である。ところが、いつの間にか一般人のリスク認識は誤った主観的なものだという逆の意味で使われるようになった。このように意味が逆転した原因は、専門家のもつ根強い偏見にある」

市民はゼロリスクを求めている?

専門家や行政がもつもうひとつの偏見は、市民はゼロリスクを求めているというものです。市民が予防原則を持ち出すと、短絡的に誤解します。

「無知な市民は、リスクについて少しでも疑いや不確実性がある場合、新しい技術や製品の使用を許可すべきでないと主張する」

実際には、多くの市民は、自分たちの人生がリスクに満ちていることを承知しています。リスクと便益との間でのつりあいが必要なことも認識しています。問題は、「専門家がわからないことに対してわかったような口をきく」ことなのです。

たとえば携帯電話の場合、10年以上継続使用したときのリスクはまだ評価されていません。にもかかわらず、「あっても無視できる程度のリスク」などと、どうして言えるのでしょうか。専門家や官僚が不確実性を軽視したり否定したりする態度が、一般市民の疑惑をさらに生んでいます。

パブリックアクセプタンスからパートナーシップへ

「安全」と「安心」の違いについて、「安全は科学的な裏付けがあり、安心は心理的なもの」とよ

＊「GMOに対する一般市民の認知に関する10の神話」(欧州における農業バイオテクノロジーに関する一般市民の認知最終報告書」の抜粋要約)http://hideyuki-hirakawa.com/GMO/pabe10myths.html

く説明されます。しかし、大阪大学コミュニケーションデザイン・センターの小林傳司教授は、そうした安易な分類はできないと主張しています。

「科学が安全を保証できないことは、一般の人びともよくわかっている。だから、専門家がいろいろ数字をあげて『絶対安全です』と言えば言うほど、疑わしく見えてくる」

小林教授によれば、アメリカのリスクコミュニケーションに対する考え方は時代によって変化してきました。

第一段階＝75〜84年

「専門家が数値を正確に把握していればいい」から、「専門家が把握しているだけでなく、市民に知らせなければいけない」へ推移。

第二段階＝85〜94年

「数字だけを知らせてもダメで、数字の意味を知らせなければならない」から、「類似のリスクを飛行機、自動車などすでに受け入れられた身近なものと比べたらどうだろう」へ推移。続いて、「コストと利益を計算して提示しよう」。それでもうまくいかないので、「もっと丁寧にコミュニケーションしよう」へ推移。

第三段階＝95年〜

しかし、それでもうまくいかず、ようやくパートナーシップに行き着く。一方的に決定を押し付けるのではなく、市民を同等のパートナーとして扱うようになった。

では日本がどの段階にあるかというと、まだまだコミュニケーションが一方的な第一段階です。専門家が評価して、行政が決めた施策を、一般市民に理解させ、納得させようとしています。これではうまくいきません。

電磁波のリスクは、専門家の間でも意見が分かれ、評価ができません。こうした問題に対して、従来のように一部の専門家と行政による検討結果を市民に押し付けようとしても無理です。専門家と行政が市民を対等なパートナーとして認め、協働して、社会的判断としての合意を形成していくことが必要だと小林教授は提言しています*。

そうした状況をふまえて、専門家、行政、市民それぞれの課題をあげてみましょう。

＊http：//www.jnes.go.jp/tokushu/taiwa 2/ 小林傳司『公共のための科学技術』玉川大学出版部、02年。

専門家の課題＝研究の社会的意味の自覚

専門家は、自分が行っている研究の意味を社会的に位置づけて説明できるようになる必要があります。専門家の多くは、自分たちの世界に閉じこもりがちです。そうなると、研究の意味を一般の人びとから問われても、うまく説明できません。

もちろん、基礎研究のように直接は利益を生み出さない地道な研究も必要です。実益がある研究だけを行えというわけではありません。大切なのは、自分の研究の意味を他人任せにしないことです。研究の社会的意味を自覚していれば、外部の一般の人びととのコミュニケーションもうまくいくようになるでしょう。

現在の科学研究の課題設定は、大きく三つに分けられていると言われます。

①研究分野の学術的ニーズにもとづく課題設定
②産業界のニーズに合わせた課題設定
③社会のニーズに合わせた課題設定

このうち、③にかかわる研究者が圧倒的に少ないのが現状です。③は、ある科学技術によって「こんなことができる。よいことがある。儲かる」というだけではなく、「こんな問題も起きるかもしれない」という研究とも言い換えられます。

総務省の生体電磁環境研究推進委員会は、まさに③に対応するものであるべきです。ところが、実態をみると、②にかかわる人たちが「安全宣言」をするために、③に投入すべき税金を利用しているように思えてなりません。

行政の課題＝委員の選定方法を変える

行政と学界はもたれあう構造になっています。だから、官僚は専門家の委員がどこからどういう研究費をもらっているのか、中立性は保たれているのかを事前にチェックできません。そのため、説明責任も果たせません。仮に真摯な態度で、審議会や委員会のテーマに合わせてベストな専門家を選ぼうと思っても、人材がどこにいるかの情報は少ないのが現状です。それで、人脈で決めざるを得ないという悪循環に陥っているのでしょう。

委員の選定に際して、事前に広く候補者に関するパブリックコメント*を求めるようにしたらどうでしょうか。そうすれば、テーマに則した専門家の情報が広く集められると思います。

また、電磁波の健康への影響をはじめいろいろな問題に対して、関心をもって常に専門家や行政の動向を監視している市民や市民グループは少なからず存在します。徹底的に情報を公開して、そういう人たちに対してきちんと説明責任を果たせる手法で審議会や委員会の運営を行うだけでも、かなり状況は変わるのではないでしょうか。

市民の課題＝受け入れられる努力

市民と言っても多様です。ここでは、さまざまな課題に対して、忙しくていちいち対応する余裕がない一般市民を代表して意見をいう人たちが属する市民団体やＮＰＯと位置づけてみましょう。

たとえば、突然家の近くに高圧送電線や携帯電話の中継基地局が建設されることになったと想定します。それらは本当に安全なのか、行政や企業に聞いても納得のいく答えは得られません。そこで自分たちの意見が無視されないように市民団体をつくり、行政、企業、社会に対して、懸念を理解してもらうために活動をします。

こうした人たちは積極的で、よく勉強します。必要とあれば、裁判も辞しません。でも、ときには、企業や警察の理不尽な暴力にさらされます。最近は、チラシを配っただけで逮捕されたり拘留されるようになってしまいました。活動を続けるのは容易ではありません。

一方、それぞれの問題に深くかかわる時間や余裕はなくても、市民団体やＮＰＯの活動に関心をもち、注目している一般市民も、そこそこいます。彼らは、強い問題意識をもって活動する市民団体やＮＰＯが行政、企業、専門家からどのような扱いを受けるのかに注意を払い、その扱われ方で問題の危険性を判断しようとしているのです。

だから、市民団体やＮＰＯは負けないで活動を続けましょう。自戒の意味をこめて言うならば、社会に受け入れられる努力を続けましょう。社会の多数派となることをめざしましょう。

＊行政が新たな政策を打ち出したり制度を変えるとき、その原案を事前に公表して国民の意見を求め、反映させる仕組み。

第9章

身近な電磁波の避け方

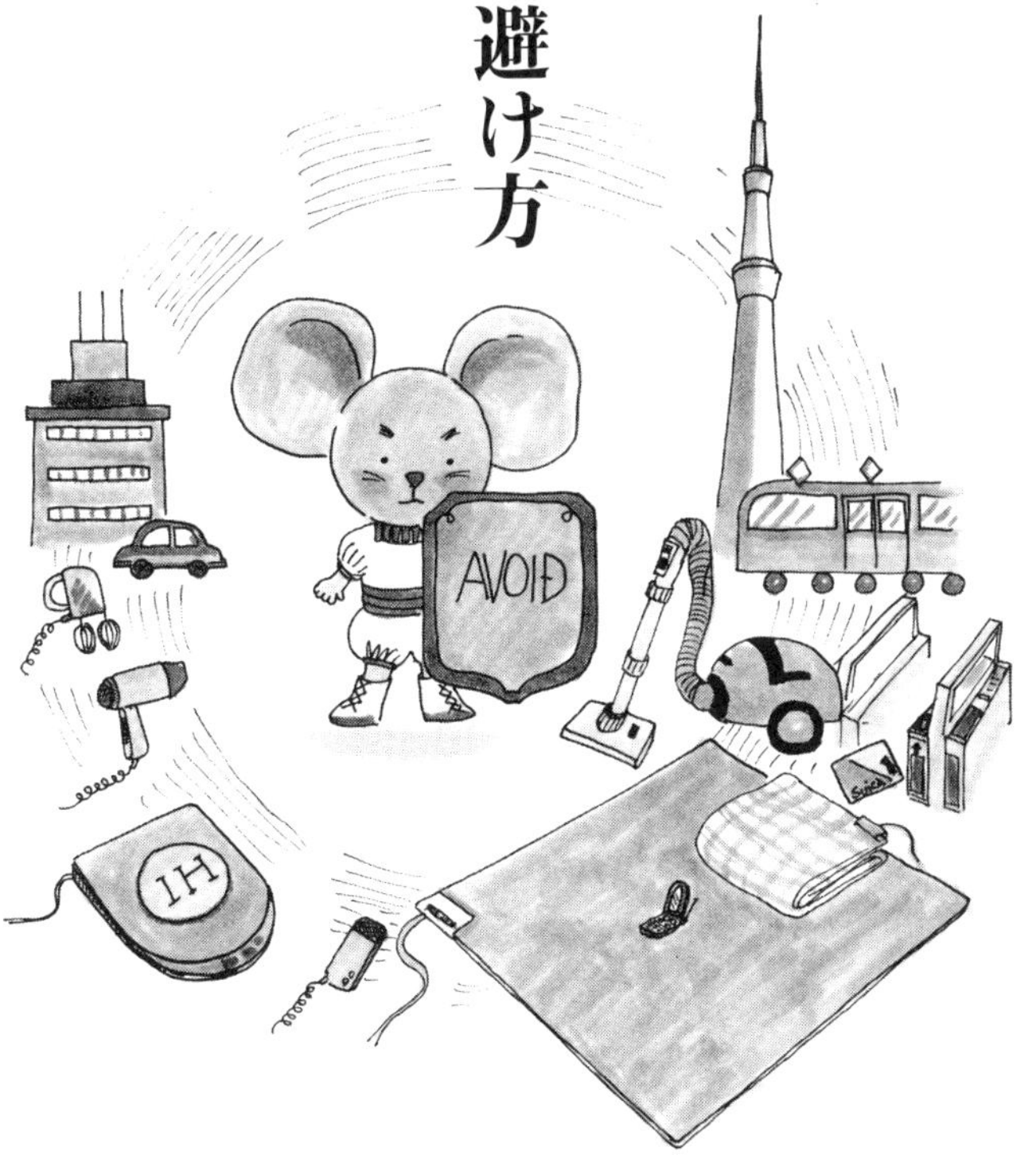

1　携帯電話の上手な使い方

使う機会を減らし、時間を短くする

携帯電話は、電波（ここでは電磁波と同じと考えてよい）を発信するアンテナを頭に近づけて使うため、脳がアンテナ周辺の強い電磁波を浴びてしまいます。テレビやラジオも電波を利用しますが、受信するだけなので、その周辺の電磁波が強いわけではありません。

危険性を減らす最良の方法は、使う機会を減らし、時間を短くすること。室内でも屋外でも、一般電話や公衆電話があれば、携帯電話の使用は控えましょう。

では、どうしても携帯電話を使わなければならない場合はどうすればよいか。5つのポイントを紹介します。

電磁波を浴びにくい使い方

①イヤホンマイクを使う

電波が発進されるアンテナを頭から離せば、浴びる電磁波を減らすことができる。イヤホンマイクは電気製品の量販店で買える。値段は1000円～5000円で、性能に差はない。

②とくに、つながり始めは耳から離す

電話番号を打ち込んで通話ボタンを押すと、中継基地局との電波のやり取りが始まる。この段階が一番強い電波が出ている。その後、中継基地局との電波状況に応じて出力は下がる。相手を呼び出している間は、できるだけ耳から離しておくようにしよう。また、心臓に近いので胸ポケットに入れるのもよくない。

③通話状態の悪いところでは使わない

携帯電話は、中継基地局との電波のつながりやすさで自動的に出力を調整する。電波状況のよいところと悪いところでは、出力に約600倍もの違いがある。携帯電話に表示されているバーアンテナが3本になる、つながりやすいところで、使うようにしよう。

④アンテナを伸ばす

アンテナを伸ばせば、電波効率(出力のうち実際に通信に使われる割合)がよくなる。だから低出力になり、電磁波の発生も減る。

⑤金属フレームの眼鏡は要注意

携帯電話の近くに金属があると、電磁波が反射して局部的に強くなる場合がある。イギリスで行われた測定では、金属フレームの眼鏡をかけると頭部への電磁波の吸収率が46%も増大した。同様に、ピアス、イヤリング、ヘアピンなども要注意。ふだん付けている人は、はずして通話するか、イヤホンマイクを使おう。

電磁波の影響の少ない機種を選ぶ

目安はSAR値*。02年6月から、頭部への電磁波の吸収率を示す局所SAR値が携帯電話に適用されるようになりました。機種により値はさまざまで、基準値は1kgあたり2ワット。機種ごとの値が公表されているので、できるだけ低い値の機種を選びましょう(表10)。調べ方は次のとおり。

(a)NTT—ドコモ、au、ソフトバンクなど各社のホームページで機種ごとに見て比べる。

(b)各社の直売店で尋ねる。量販店ではわからない場合が多い。

＊Specific Absorption Rete の略で、比吸収率と訳されている。

表10 SAR値の低い機種ベスト3

(単位：W/kg)

会社	機種名	SAR値
NTTドコモ	M 702 iG	0.215
	SH 902 IS	0.329
	T 901 iTV	0.332
au	W 42 Sa	0.102
	W 31 CA	0.113
	W 21 CA/W 21 CA II	0.113
ソフトバンク	910 SH	0.21
	706 SC	0.21
	804 SS	0.22

2　とくに気をつける家電製品

3つのタイプを知っておこう

家電製品の使用でも小児白血病が増えるという疫学調査が報告されているので、使い方に気をつけなければなりません。浴びる電磁波の強さによって、次の3ランクに分けられます。

①至近距離で使い、広範囲で強い電磁波が発生
　ＩＨ調理器、電気カーペット、電気毛布など。
②至近距離で使い、局部的に強い電磁波が発生
　ハンドミキサー、ヘアドライヤー、電気シェーバーなど。
③強い電磁波を発生するが、離れて使える
　掃除機、洗濯機など。

家電製品の場合も、電磁波は発生源から離れれば弱くなります。目安は１〜２ｍ。２ｍ以上離れれば、大半は１ミリガウス以下になります。

もっとも危険なＩＨ調理器

ＩＨ調理器は、鍋やフライパンを加熱するために意図的に周辺に電磁波を発生させる仕組みです。そのため、近くに立つと非常に強い電磁波を浴び、正面では最大１５３ミリガウスにもなります。妊娠初期に流産の可能性があると指摘されている16ミリガウス以下にするためには、30㎝以上離れなければなりません。

発生する電磁波は、普通の家電製品から出る50ヘルツと60ヘルツだけではありません。鍋を暖めるための加熱コイルから、18〜30キロヘルツ（１

万8000～3万ヘルツ)の周波数の電磁波も出しています。この周波数での国際ガイドライン値は62・5ミリガウスですが、実際に測定したところ、プレート上では最大でその16倍もの磁場が発生していました。

IH調理器は、使わないにこしたことはありません。住宅の都合で使わざるを得ない場合は、以下の2点に気をつけてください。

①加熱中は、できるだけ離れる

1ミリガウス以下になるのは1・1m以上離れた場合だが、それでは調理できない。調理の際は腰を引き、30cm以内には近づかない。

②大きな鍋を使う

プレートの下にある加熱コイルを覆えるような大きな鍋ならば、漏れ出す電磁波は小さくなる。ただし、置く場所が中心からずれると、効果は薄れる。

その他の製品の注意ポイント

①電気カーペット・電気毛布

長時間にわたって密着して使うので、強い電磁波を長く浴びてしまう。電気カーペットは至近距離で400ミリガウス、電気毛布は55ミリガウス程度。妊娠中に電気毛布を使っていた母親から生まれた子どもの脳腫瘍の発症率が2・5倍、小児白血病の発症率が1・7倍になったという疫学調査もある。電気毛布は寝る前に暖めておいて、使用中は電源を切るのが現実的な対策。

②電子レンジ

IH調理器と並んで家庭内で強い電磁波を出している。使用中は2m以上離れる。

③ヘアドライヤー

ファンを回すモーターと熱風を出すために発熱線を使うから、至近距離での電磁波はとても強い。また、頭や顔に近づけて使わざるを得ないため、強い電磁波を浴びる。できるだけ自然乾燥に任せよう。使う場合は時間を短くし、「弱」にする。

④電気シェーバー

交流電源の場合は、ますます電磁波が強くなる。使う場合も、充電したら電源をはずす。

3 仕組みによって強さが異なる自動車と電車

自動車の最大の発生源はタイヤ

自動車の最大の磁場発生源は、意外にもタイヤです。タイヤの内側には、補強用にスチールワイヤーが張ってあります。製造段階でこれが磁化されて磁石になり、走行時にタイヤが回転するため、回転数に応じた磁場が発生するのです。

対策は、スチールワイヤーをステンレスなど磁石になりにくい素材に変えること。しかし、タイヤメーカーへ取材したところ、ブルドーザーのような大型車用のタイヤにはあるものの、一般車では市販されていませんでした。

また、補助動力として電気モーターを使っているハイブリッドカーには注意してください。バッテリーを後部に配置していると、座席部の下を配線が通るため、数十ミリガウスの磁場が発生する場合があるからです。

たとえばホンダのシビックハイブリッドは、助手席足元で40ミリガウス、後部座席で25ミリガウス程度になりました。同じハイブリッドでもトヨタプリウスは、車内どこでも19ミリガウス以下でした。車は、あらかじめ走行させて磁場を測ってから選びましょう。

交流電源区間と電動車両が高い電車

電車は動力源として電気を使用しているため、電磁波が発生します。電源には直流電源と交流電源があり、電磁波が強いのは交流電源です。

電車は、車両の上に架線が通り、下のレールが2本1組の電線になるという仕組みです。架線とレールという行きと帰りの電線の間に車両がすっぽり入るため、車両の中は数十ミリガウスの磁場に包まれてしまいます。

直流の場合は車両下のモーターがおもな発生源になりますが、数ミリガウス程度です。これに対して交流の場合は、架線とレールの間に強い電磁波が発生します。

日本では、私鉄・地下鉄・路面電車・モノレールなどは直流です。JRは両方あります。在来線では、JR東海とJR四国は全線直流、JR北海道とJR九州は全線交流です。JR東日本とJR西日本はほぼ直流ですが、常磐線の大半と北陸本線の米原《まいばら》(滋賀県)―糸魚川《いといがわ》(新潟県)間が交流。新幹線はすべて交流です。

また、車両は、単独で走れる電動車両と、電動車両に引っ張ってもらう付随車両に分けられます。電動車両は座席の下にモーターや変圧器などの機器がついているため、発生する電磁波も比較的強くなります。

電動車両と付随車両の見分け方は、むずかしくはありません。JRの場合、車両の外側の中央下部と車内の連結部のドアの上部にナンバーがついていて、「クモ」や「モ」で始まるのが電動車両、「サ」で始まるのが付随車両です。

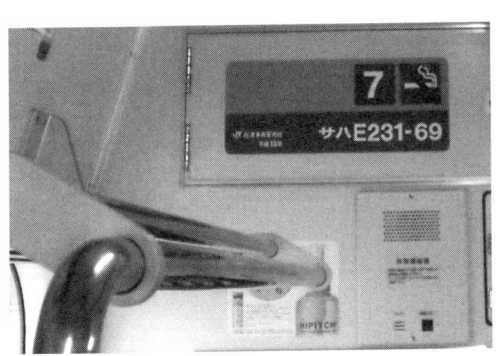

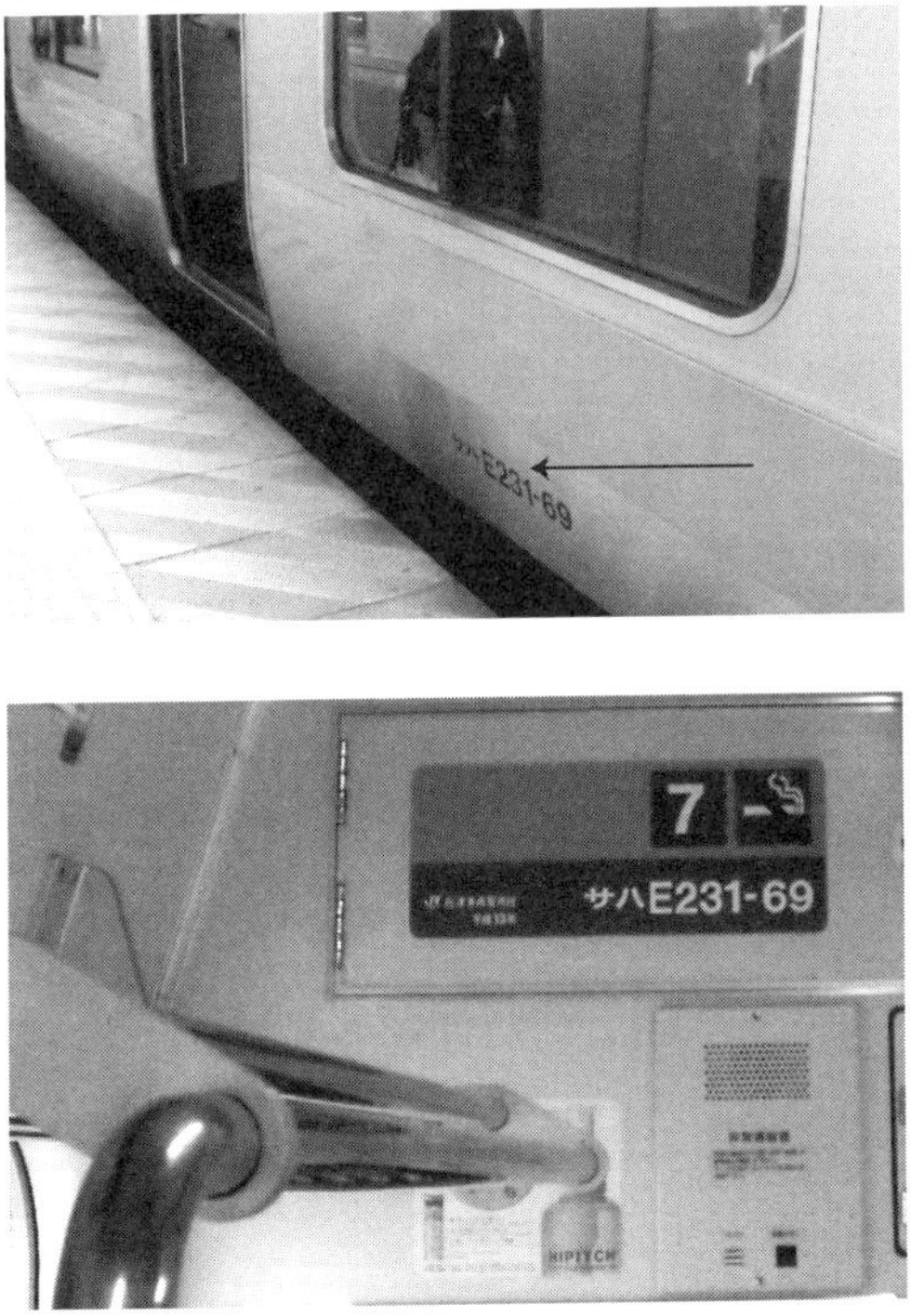

車両の外側と車内のナンバー表示

あとがき

二〇〇三年に出版した『危ない電磁波から身を守る本』は、おかげさまで好評をいただき、一一刷を重ねました。この間、電磁波の健康への影響については、多くの新しい研究が行われています。この本では、〇三年以降に発表した原稿に書き下ろしを加え、最新の情報を紹介しました。

残念ながら、電磁波の危険性に対する対策はいっこうに進んでいません。今回は、科学的にはっきりしないリスクに対する予防原則の適用を訴えるとともに、なぜいつまでも科学的な解明が進まないのかについても考察しました。問題の核心は中立的な研究が行われているのかにあり、それはタバコ、環境ホルモン、BSEなどにも共通しています。科学者に任せるのではなく、市民が監視の目を光らせなくてはならないのです。

そこで筆者は、生活のなかにあふれるさまざまな危ないものについて、「暮らしの危険徹底取材!」という情報提供のブログを立ち上げました。電磁波問題をはじめ、食品の安全性や化学物質の危険性などについてのオリジナルな情報を提供する場にしたいと思っています(http://www.uedatakenori.com)。

取材に際しては、高木仁三郎市民科学基金の助成をいただきました。同基金は、組織に属さない個人による研究に助成を行い、市民による市民のための科学を普及する、貴重なNPOです。この場を借りて、お礼申し上げます。

二〇〇七年一月

植田武智

〈参考文献一覧〉

●第１章２

吉冨邦明「居住環境の商用周波数磁界の測定と低減対策」『電子情報通信学会論文誌』85巻B４号、2002年４月、538～546ページ。

●第１章３

"Investigation and Identification of sources of residential magnetic field exposures in the United Kingdom childhood cancer study", Health Protection Agency, Aug., 2005.

"Magnetic Field effects on CRT Computer Monitors", *IEEE transactions of power delivery*, Vol.15, No.1, Jan., 2000.

●第１章４

Taipei Times, 15, June, 2006.

●第２章３

Li D.K., et. al., "A Population-Based Prospective Cohort Study of Personal Exposure to Magnetic Fields during Pregnancy and the Risk of Miscarrage", *Epidemiology,* Vol.13, No.1, Jan., 2002.

Bertil R. R. Persson, "Blood-brain barrier Permeability in rats exposed to electromagnetic fields used in wireless communication", *Wireless Networks*, Vol.3, No.6, Dec., 1997.

Leif G. Salford, "Nerve cell damage in mammalian brain after Exposure to Microwaves form GSM mobile phone", *Environmental Health Perspectives,* Vol.111, No. 7, 2003 .

●第２章４

Bawin S. M., et. al., "Effect of Modulated VHF Fields on the Central Nerve System", *Annals New York Academy of Science,* Vol. 247, Feb., 1975.

●第４章２

Hardell L., et. al., "Use of cellular telephones and tamour risk in urban and rural areas", *Occupational and Environmental Medicine,* Vol.62, 2005, pp.390-394.

●第４章３

Kimata H., "Enhancement of Allergic Skin Wheal Responses by Microwave Radiation from Mobile Phones in Patients with Atopic Eczema/Dermatitis Syndrome", *International Archives of Allergy and Immunology,* Vol. 129, pp.348-350, Dec., 2002.

Kimata H., "Microweve radiation from cellulor phones increase allergen specific IgE production", *allergy*, Vol. 60, No. 6, 2005.

●第４章４

Ferreri F., et. al., "Mobile phone emissions and human brain excitability", *Annal of Neurology*, Vol. 26, June, 2006.

●第４章５

the Sun-Sentinel, 2, Oct., 2005.

●第４章６

USA Today, 31, Oct., 2005.

●第５章１

Hondou T., "Rising public exposure to mobile phones : accumulation through additivity and reflectivity", *JPSJ* ,Vol. 71, 2002 , p.432.

●第６章１

Hutter H.P., et. al., "Subjective symptons, sleeping problems, and cognitive performance in subjects living near mobile phone base stations", *Occup. Environ. Med.*, Vol.63, 2006, pp.307-313.

●第７章２

Maisch D., "Conflict of interest and Bias in Health Advisory Committee : A case study of the WHO's EMF Task Group", *Journal of the Australian College of Nutritional and Environmental Medicine*, Vol.21, No.1, April, 2006.

●第７章３

Draper G., et. al, "Childhood cancer in relation to distance from high voltage power lines in England and Wales : a case-control study 2", *BMJ*., Jun 4 ; Vol.330, No.7503, 2005, pp. 1290.

●第８章１

Fedrowitz M., Loscher W., "Power frequency magnetic fields increase cell proliferation in the mammary gland of female Fischer 344 Rats but not various other rat strains or substrains.", *Oncology*, Vol.69, No.6, 2005, pp.486-498.

●第８章４

Slovic P., "Perception of Risk", *Science*, Vol. 236, 1987.

〈著者紹介〉
植田武智（うえだ・たけのり）
1962年 熊本県人吉市生まれ。
1987年 東洋大学大学院文学修士課程修了。
三多摩フィリピン資料センターに勤務。
1996～2004年 日本子孫基金（現・食品と暮らしの安全基金）に勤務。
現 在 科学ジャーナリスト。
電磁波、シックハウス、環境ホルモン、遺伝子操作食品など身の回りの危険な物質の調査・研究、安全な製品の開発などに取り組んでいる。
主 著 『危ない電磁波から身を守る本』（コモンズ、2003年）、『危ない健康食品から身を守る本』（コモンズ、2005年）、『IH調理器を買う前に必ず読む本』（近代映画社、2007年）。
共 著 『遺伝子操作食品の避け方』（コモンズ、2000年）、『食べるな、危険！』（講談社、2002年）、『食べたい、安全！』（講談社、2003年）。
http://www.uedatakenori.com（暮らしの危険徹底取材！）

〈シリーズ〉安全な暮らしを創る15
しのびよる電磁波汚染
二〇〇七年二月二〇日 初版発行
著 者 植田武智

発行者 大江正章
発行所 コモンズ
東京都新宿区下落合一-五-一〇-一〇〇二
TEL〇三（五三八六）六九七二
FAX〇三（五三八六）六九四五
振替 〇〇一一〇-五-四〇〇一二〇
info@commonsonline.co.jp
http://www.commonsonline.co.jp/
印刷／東京創文社・製本／東京美術紙工
乱丁・落丁はお取り替えいたします。
ISBN 978-4-86187-032-3 C0040

＊好評の既刊書

危ない生命操作食品〈シリーズ安全な暮らしを創る7〉
●天笠啓祐　本体1400円＋税

食べることが楽しくなる**アトピッ子料理ガイド**〈シリーズ安全な暮らしを創る9〉
●アトピッ子地球の子ネットワーク　本体1400円＋税

遺伝子組み換え食品の表示と規制〈シリーズ安全な暮らしを創る10〉
●天笠啓祐編著　本体1300円＋税

危ない電磁波から身を守る本〈シリーズ安全な暮らしを創る11〉
●植田武智　本体1400円＋税

そのおもちゃ安全ですか〈シリーズ安全な暮らしを創る12〉
●深沢三穂子　本体1400円＋税

危ない健康食品から身を守る本〈シリーズ安全な暮らしを創る13〉
●植田武智　本体1400円＋税

安ければ、それでいいのか!?
●山下惣一編著　本体1500円＋税

儲かれば、それでいいのか　グローバリズムの本質と地域の力
●本山美彦・山下惣一・三浦展ほか　本体1500円＋税

いのちと農の論理　地域に広がる有機農業
●中島紀一編著　本体1500円＋税

〈増補3訂〉**健康な住まいを手に入れる本**
●小若順一・高橋元・相根昭典編著　本体2200円＋税